やればできるもんやなぁ

京大医学部に入ろう

山本紳一

MPミヤオビパブリッシング

序　山本紳一さんのこと

小西郁生

わが友である山本紳一さんが、この度、大学受験生とそのご両親に向けた書物を出版することを聞きつけた。私は、ここで何か一言書いておかないと、読者が彼のことを誤解しかねないと思い、いや逆にますます理解していただけないかも知れないが、あえて序文を捧げることにしたのである。

紳一さんは真に人間味にあふれる素晴らしい方、豪快に見えてとても繊細な方である。挙動が非常にユニークなので誤解もされやすいが、私は大好きである。彼と知り合うことになったのは、京都大学医学部婦人科学産科学教室の腫瘍学研究室。一九九一年、私の師匠である藤井信吾先生が信州大学教授となり松本に赴任され（一九九七年再び教授として京大に戻られるが）、その後、私が同研究室のチーフとなった。その時代に、紳一さんが赴任先の病院から大学に戻り、この研究室に配属されたのであった。

研究室は、それ以来、とても楽しい世界に変わった。彼自身が研究に没頭していた記憶はほとんどない。にもかかわらず、いつのまにか卵巣がんの血管新生を促進する作用を持った増殖因子である血管内皮増殖因子ＶＥＧＦ（vascular endothelial growth factor）に関する世界初の論文を書いて、医学博士の学位を取得したのである。この論文は有名で今でもさかんに引用されている。そして、紳一さんが研究室にいた約４年間、研究室の面々はいつもワイワイと、彼のおしゃべり、博学、語学力、旅行、そして得意の写真撮影を楽しんだ。

国内外の学会があると、いつも彼が旅行のコンダクター。北海道は札幌、富良野、そして帯広。岩手は盛岡から宮城県の気仙沼。さらに海外へも足をのばしてイタリアはミラノからマドンナ・ディ・カンピリオを回ったことを想い出す。ただし、学会では、彼は皆から医者と思われず、プロの写真家だと信じられていたのである。

紳一さんの人生を楽しむ方法はどこから来ているのか？　この書をさっと読んで、彼の撮った美しい写真を見ると、わかった気にさせられる。地球と人間が大好き、好奇心の塊だ。これは彼から学びたい点だ。医学部、それも京都大学に来れば、ますます好奇心が増すかも知れない。私の人生で紳一さんに出会ったことを天に感謝したいと思う。でも、みなさん、彼のまねをして生きるのは無理よ。彼の能力はずば抜けているので、常人は、彼のようには上手に生きられない気もする。彼自身も、みなさんに、「自分の持ち味を生かしてね」というメッセージを発していると思うのです。

独立行政法人国立病院機構 京都医療センター院長
京都大学名誉教授

紳ちゃんについての備考欄

伊藤美幸

著者の山本紳一先生（以下、紳ちゃん）との出会いは14年前にさかのぼります。

その頃、私は産婦人科医として、初期研修を終えたばかりの医師3年目。とある市中病院に配属が決まったところでした。最初の2年間は大学病院にいたので、大学病院でない場所で働くのも初めてなら、大学病院勤務以外の先輩産婦人科医に会うのも初めて。無事面接を終えたその日、職場案内をしてもらうべく、ドキドキしながら産婦人科病棟内のバックヤードを歩いていました。9時からの面接を終えた朝10時。突然、バックヤードの廊下に面した部屋の扉から、

「ああ、寝過ごしてもた！　寝過ごしてもた！」

と、ヨレた白衣を引っかけたボサボサの白髪頭のおじさんが飛び出してきました。実験に失敗して爆発を起こした博士かなんか？　おじさんが飛び出してきた扉には「医師当直室」。この人はお医者さん……多分、産婦人科の……。それが紳ちゃんとの忘れ得ぬ最初の出会いでした。

私が知っている紳ちゃんは、めちゃくちゃ頭が良くて、人間関係における上下の感覚がなく

て（教授でも小学生でも態度は同じ）、飄々《ひょうひょう》としていて教養人。カメラ好きで、美味しいものが大好き。助産師学生の講義でも、「どこぞの店の何が美味しい」という話ばかりするものだから、学生からの授業感想文もそれについてのコメントばっかり。白く垂れた眉毛の下でニコニコしていて、〝ひなたの猫〟みたいにいつもお昼寝をしている。帝王切開で赤ちゃんが出てきたら、手術真っ最中のお母さんにハッピーバースデーを大声で歌う。

「♪Happy Birthday to you～　♪Happy Birthday to you～　♪Happy Birthday dear……名前なんや？」

お茶目だけど、キャラが濃すぎて万人受けしない人。なので、この本を読んで正直驚きました。まだ未知なる一面があったんだ、こんな努力家で地道な一面が、私が知る紳ちゃんの原点だったんだ。

医師として優秀な人はたくさんいますが、一人の人間として面白い医師はそんなにいません。私のわずかばかりの脳みそでは推し測れない、推定1700gの紳ちゃんの脳の中を少し覗くことができて、さらに紳ちゃんへの興味が深まったのでした。

京都大学医学部附属病院産婦人科医師
紳ちゃんの友人

目次

第一章　見つけた夢にむかって

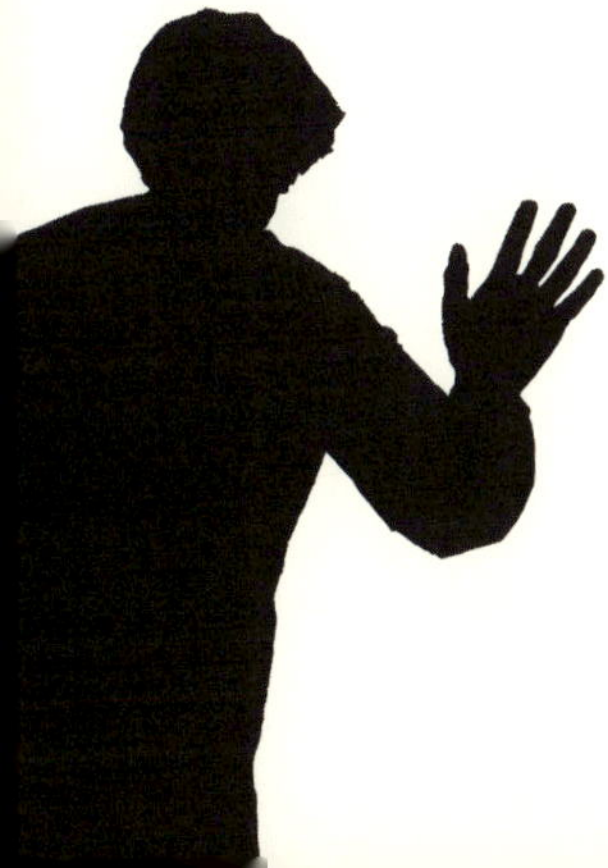

「紅萌ゆる」

その昔、京都の街もすっかり寝静まった深夜に、今の京大熊野寮を出た若者達は、朴歯《ほおば》下駄の音を轟かせてあたりを練り歩き、あの旧制三校寮歌の「紅萌ゆる」を朗々と口ずさみながら、一斉に南の方角をさして行進しました。その行き先は遥か40キロメートル南方の奈良女子大学です。

くぅーれない　もおーゆるぅ　おーかのぉーはなぁー
さぁーみどり　にいおう　きぃーしのぉ　いろぉー

この旧制三校寮歌の「紅萌ゆる」は歌手の加藤登紀子さんのCDアルバムにも収録されている名曲ですから、ご存知の方も多いと思います。もちろん今でも京大生の愛唱歌です。

奈良女子大学に何の用があって何をしに、なんて問うのは愚の骨頂です。彼らはその時は、ひたすら奈良女子大学を目指して歩きたかったから、ただそれだけのことだったのです。それでいいじゃあないですか？　それが彼らの青春のひとつの証だったのです。

京都市内では学生は今でも特別な存在です。ちなみに、京大から奈良女子大学までどれくらい距離があって、歩いてどれくらいの時間を要したのか。自分で歩いて確かめる気力がなかった（ごめんなさい）ので資料で調べてみたところ、京都市左京区吉田本町の京都大学から奈良市北魚屋東町の奈良女子大学までは国道24号線経由で40・5キロメートルあって、8時間16分の歩行距離だということになっています。

40・5キロメートルと言えば、オリンピックのマラソン競技が42・195キロメートルの公道コースを走るということですから、結構それに近い距離を当時の学生たちは歩いたということになります。まずお疲れになったことでしょうね。

その奈良女子大学は明治41（1908）年に、女子中等教育における女性教員養成機関として開設された奈良女子高等師範学校を、その前身とする女子大学です。その後、昭和24（1949）年、国立学校設置法の公布により大学として発足しました。

この時、国立大学は基本的に男女共学とされていたのですが、奈良女子大学の場合は猛烈な父兄の反対で、女子大学として留まったのだそうです。父兄の圧力には当時の占領軍、連合国軍最高司令官のマッカーサー元帥も真っ青だったようです。

また、平成15（2003）年10月に施行された国立大学法人法により、新たに国立大学法人奈良女子大学として設置されました。

自分が納得できる目標のために

１９９４年のプロ野球ペナントレースの最終盤。10月４日の伝説の「10・８決戦」（対中日戦）の日。試合開始３時間前に、巨人軍の名古屋市内の宿舎の食堂でおこなわれたミーティングで生まれた長嶋茂雄監督の名フレーズが、「勝つ３連発のミーティング」として後々に語り継がれることになりました。

その日、長嶋監督は珍しく大声で、そして地の底から湧き上がるような声で選手らに檄を飛ばしました。

「勝つ！　勝つ！　オレたちが絶対に勝つ！　いいか、もう一回言うぞ。俺たちは勝つ！　勝つ！　勝つ！」。

長嶋監督の烈しい檄が、試合前の選手たちを奮い立たせました。言葉に出すこと、必ず成功するというイメージを膨らませること。監督自らが気合いを前面に出して陣頭指揮。決戦を前に指揮官は守りに入らず、攻めの言葉で選手を鼓舞しました。ジャイアンツナインのハートに火がついたのはこの瞬間からだったといいます。（参考：ＮＨＫ総合 アスリートの魂「俺たちは勝つ東大野球部」２０１６年10月22日放映）

受験生の皆さん、将来の目標はもう決定しましたか？　大方の人は、それぞれ自分の決めた志望があって、もう早くから準備に取りかかっていることでしょう。ずい分前からもう決めておられる人もいるでしょうし、あるいは目下、自分の成績や偏差値と向き合って、微妙な苦しい選択を迫られている人もいるかも知れませんね。

もしまだ進路が決定しておらず、迷っている段階にいるのなら、ひとつ提案があります。

医学部に行きませんか？

それもどうせ行くのなら、京都大学の医学部に行きませんか？

そんなことは無理、と最初から諦めてかかっていませんか？　こういう事は一度諦めたらその時点で以後の成功の可能性は、ゼロになってしまうのですよ。

君は京大の医学部に合格できるなら、2年や3年の浪人生活も、耐えられると思いませんか？　また、耐える価値があると思いませんか？　私は、そのために頑張ってみる価値は十分にあると信じています。だから今、それを望んでいるか、あるいは望むことになる可能性のある受験生のために、偽ることのない自分の経験談をつぶさに書いてみようと思い立ったのです。

これは全くの文科系だった人間が、志ひとつで医学部を受験して合格した本人の独白です。

しかし私は本書が、同じ志をもつ現役・浪人の若者たちにも、十分役に立つものであると信じています。ぜひ、君も今日、今から新しい自分を再発見し、自分のためにひとつの目標を設定してみませんか？　そして京都大学の医学部合格を目指して、君の青春を賭けてみませんか？　同じやるなら、自分が納得できる目標のために自分を賭けてみることも、かけがえのない青春の勲章だと思いますよ。

そしてそれをやるなら、「時は今しかない」と思いませんか？

仮に今、医学部受験を決意したとして、その次の問題はまず医学部は入学が破格に難しいこと、もし大学卒業後に改めて医学部受験に挑戦する場合に、医師として働ける年限を考慮すれば、年齢の問題を考慮しなくてはなりません。確かに医学部に入学するということ自体はとても難しいことです。

殊に京大の場合だと、入学するのは大抵が全国的に有名な私学の受験校か有名予備校のトップに名を連ねる面々で、京大は彼らの指定席として独占されています。それとどんな地方の大学の医学部でも、入学するのは東大の他の学部よりもはるかに難しいと思って事にかからねばなりません。

手元の資料によると、「京都大学医学部の偏差値は77で、センター試験合格者の平均得点率は93パーセント」となっています。つまりセンター試験では全科目、ほぼ満点を取らないと、合格ラインには到達しないということですから、本当に厳しいですよねぇ。英語であれ数学であれ、とにかく苦手科目をひとつでも作ってしまうと合格は難しいということです。

偏差値で言えば、東大の医学部の偏差値が80で同様にセンター試験合格者の平均得点率は94パーセントです。参考までに慶応義塾大学医学部の偏差値は76で京大と大差ありません。いずれにせよ、半端な難しさではないことは明らかです。そんなに難しいのなら、最初から受験は止めておきますか？　でも私は、難しいことが決意を翻す結果になることには賛成できません。これは難しいからこそ、何とかその困難を突破する方法はないものかと、とことん考え、考え抜くくらいに重要で、やり甲斐のある課題だと思います。

そもそもある課題はそれを「課題」と認識したときに、初めて解決への道筋が見えてくるものだというのが私の信念です。

そこでもう一度考えてみて下さい。いやしくも自分がその志を持っているのなら、何もしないで諦めることに後ろめたい気持ちを少しでも持っているのなら、それならば、試してみる価値は十分にあると思いませんか？　難しいからという理由で最初から諦めるには、逃がした獲物は大き過ぎると思いませんか？

まして青雲の志に燃える君たちのような世代の若者ならば、そして医師になることに少しでも情熱を持っているのならば、やってみる価値は十分にあると思います。

ちなみに私自身は、ある国立大学の文系の学部を卒業して、社会人となってから、ある日、さる用事でたまたま京大医学部の門前を通りかかったときに、「あ、ここで働きたい」と、突然閃いたのがきっかけで受験を決意することになったのです。京大の医学部を受験して3年間の浪人生活の後、合格しました。それと意外に思われるかも知れませんが、私の家族は決してよくある医者の家系ではありません。それどころか、父は戦前の尋常高等小学校卒業という学歴で一介の公務員で終わった人です、この学歴社会にあって、私の一族の中で大学まで進学したのは私が第1号だったのです。つまり家系には医者の「医」の字もなかったのです。そんな出自を考えると私が医師を志すなど、もっての外のレベルの話だったのですよね？

しかし、先にも申し上げた通り、一度諦めたら当然、その時点で医学部に合格する目的を達成する可能性はゼロになってしまいます。この事実は私にとって医学部を受験するための動機付けにあたって、とても大きな意味を持っていました。多分、最初で最後のチャンスであり、このチャンスをものにできるか否かは、「すべて自分の意志決定ひとつにかかっている」のです。つまり自分のことを自分で決めるというレベルの問題なのです。

私は、京都大学には以前から強い憧れを抱いていました。関西在住の受験生の中には、「入るなら京大に」と漠然と憧れている人が多いのではないでしょうか？　私自身も「京都大学でなければ、決して入らない」と、最初からそう固く念じていました。極端ですが京都大学の医学部に入るか、さもなければ一切を諦めるか、という究極の選択を自分に課したのです。

そんな私は、「決して諦めない」「決して引き返さない」「失敗したら何度でもやり直す」の3

つを座右の銘にしていましたから尚のこと、「京都大学でなければ、決して入らない」という信念は、初志貫徹という目的達成のために強力な援軍になったのです。

この決意があったからこそ、最後まで諦めずに頑張れた、と言ってもいいと思います。ちなみに、私の学習机の正面には「負けるものか」と書いた銘を張り付けていました。

そこで既に他大学の文系学部を卒業後に医学部進学を志し、その志を遂げるまでの苦難の道筋を他の人が読んでもよくわかるように、そして何をどんな風に、どれくらい勉強したのかを、できるだけ実践的かつ具体的にお知らせしたいと思い定めて、重い筆を取ることにしました。

つまり私と同じことをやれば、誰でも同じ結果が得られるようにと念じて、私なりに何を考えて、課題にどう具体的に取り組んでいったのかを包み隠さずご披露し、医学部受験でお悩み、お困りの方々や後生《こうせい》のお役にたてればと念じてこの書を是非、書き記して世に送りたいと思っています。

28歳で受験を決意

社会人として安定した生活をしているのに、京大医学部を目指して受験勉強をしたいと父に言ったら猛反対されました。何が良くて医者なんぞになるのか、と這々《ほうほう》の体《てい》でした。私は28歳でした。当時は高校の元担任も、もと同級生たちも、すっかり呆れ返って、「本気で言っているのか？　で、どうしても京大でないとダメなのか、その他の大学ではだめなのか」とか、「もっと偏差値の低い地方の大学に志望を変えたらどうだ」とか、真摯にアドバイス？　してくれたものでした。

当然ですよね。私の高校在学中の成績や席次は、全学530人中で500番台の席次。しかも数学をはじめ、理数系科目は全くできないことで有名な生徒だったのですから、同級生たちも担任だった先生も、到底無理な志望だと思っておられたようでした。

大学の受験生としては年齢も取っていました。そこから一念発起していわゆる「ガリ勉生活」に突入し、合格したのは31歳の春でした。

後日、晴れて目標を達成したことの報告とお礼のご挨拶のため母校を訪問した時に、高校生当時、私のことをあまりよく思っていなかったはずの英語担当の先生が、

「やればできるもんやなぁ」

と嘆息していたのを、今でも憶えています。この「やればできるもんやなぁ」がそのままこの本のテーマになればと深く念じて、この本のタイトルにも使っています。

ここで、参考のためにちょっとだけ私の故郷のことを紹介させていただきます。

だるま夕日のふるさと

生まれは高知県の西南部に位置する田舎町の宿毛《すくも》市です。リアス式海岸に位置する宿毛湾は豊後《ぶんご》水道に位置して、大分県の佐伯港に通じるフェリーが往来する海の交通の要衝です。

宿毛には縄文時代の貝塚があることで知られており、古くから開けた土地であったようです。宿毛の市史によると地名の由来には諸説があるらしく、そのなかでも、葦が生い茂る土地柄であったことから名付けられたという説が有力なようです。そして宿毛湾に流入する松田川の下流域にある市の中心部は、かつては葦の湿原が広がった地域だったそうです。

古代には枯れた葦を「すくも」と言い、それらを燃やした火を「すくも火」と呼び、和歌にも詠まれているのだそうです。鎌倉時代の古文書にはすでに「宿毛村」の表記もあるようです。

その海岸線は風光明媚で、「龍串《たつくし》」や「見残し」といった景勝地があり、「奇岩パーク」という日本初の海中公園になっています。冬の宿毛湾には忘れてはならない名物があります。太陽が沈む時に、だるまのように見える「だるま夕日現象」が知られます。太陽と海水の温度差の大きさによる自然現象で、11月から2月にかけて見られるようです。きれいな形で見られるのはそのうちの12日間程度と言われています。私が生まれたのは、その宿毛市の大島という小さな島でしたが、そこは「だるま夕日」が見られることで有名な咸陽島《かんようとう》公園が整備されています。写真を趣味になさっている人には少しは知れた撮影のスポットになっています。

また、宿毛湾周辺には、磯釣りやスキューバダイビングなどの人気スポットがいっぱいあり、湾内では名物のキビナゴ漁や、タイ、ブリなどの養殖も盛んで、年間を通して海の幸を楽しめます。気候が温暖なため、プロ野球選手が自主トレに訪れます。

さらに宿毛は高知のお座敷遊び「はし挙」(互いの手の中に隠した箸の本数を当てる)の発祥の地とも言われ、毎年、市内で大会が開かれています。四国霊場39番札所「延光寺」もありますので、お遍路さんをもてなす。「お接待」の精神が息づいています。

かつて第2志望の大学へ入る

先ず京大に入学する以前の、大阪外国語大学に入学していた頃の生活について少し記しておきましょう。本当はこの時代のことは決して知られたくないと思っていて、恥ずかしくて仕方がないのですが、参考までにということで触れておきます。決して受験の参考になる話ではありませんが、そんな人生からでも新しい未来を考えて、出直すヤツがいたことを見つめて下さる人がおられたら、少しは何かの参考になるかも知れません。

現役の高校生の頃、大阪外国語大学は私の第2志望校でした。本当は東京外国語大学の英語学科が第1志望でした。当時、高校時代には英語が得意科目で、英語しかできない高校生でした。受験はそういうわけで国立の外国語大学の英語学科しか考えられない状況でした。

ところが東京外国語大学の受験には両親が反対しました。受験生の両親には受験する本人の本当の希望を考えてあげて欲しいと願ってやみません。現在は当時と違って、受験と家庭の経済状態はそれほど問題にならないかもしれません。ましてや医学部受験をめざす受験生の両親が、経済的理由でその受験に反対することなどまずありえないことだと思います（とはいえ、非正規・中高年のリストラ問題など、昔より経済状態が影響している面があるかもしれません）。ところが私の受験の頃は、私自身の大学受験が家族にとっても初めての経験であるという状態で、大学に子供を入学させて生活の面倒をみるということ自体が、どのような家庭の経済事情の上に成り立つかについて、よくわからなかったのだと思います。

父親が悩んだ理由を、母親が高校の担任に持ち込みました。担任から私に話があったので私は不承不承に大阪外国語大学受験の意志を担任に伝えました。それでもやっぱり東京外国語大学を受験したいと思っていたのです。けれどもその後、社会人になってからの医学部受験、それも京都大学の受験を試みることになったのは、遡って考えてみますと第1志望の大学を、親とはいえ自分ではなく他者の意志によって第2志望に変えねばならなかった無念さが身に応えたこと、ここに根本的な理由があってのことだったのだと思います。

大阪外国語大学に入学したのは失敗でした。最初は語学の学習に励んでその道のプロになって生きようと思ったのですが、語学の学習では結局自分のための学習はできないことが知られるばかりで、本当にやりたいことはできないことが明らかになってきました。それに東京外国語大学に比べて大阪外国語大学の英語の教育レベルには結構不満でした。そんなこんなで大阪外国語大学での在籍中は学問に身が入らず成績も不良で、結局9年間も在籍してしまいました。その間、休学して母親が実家でやっていた喫茶店を手伝ったり、信州の旅館でアルバイトをしたり、旅館での仕事ぶりが評価されて地元の保険会社にヘッドハントされて正社員として働いたりもしました。9年間の在籍で卒業に至ったのは、父親の希望があったからです。入学前に反対していたことを考えていたのかどうかは今となっては不明ですが、とにかく「卒業だけはしてくれ」と最後まで語っていました。中退では就職に不利だと考えていたのでしょう。

当時、大阪外国語大学は卒業するための在籍期間が最長で9年間まで可能でした。卒業までに担任の教授が、入学時は本当に優秀な成績だったのにと、私の成績について父に意見を述べてくれていたようでした。それとあわせてその頃の社会背景として、当時の大阪外国語大学は学園紛争が盛んで、とにかく落ち着いて勉学ができる状態でもなかったのです。

ある時、学内にいた自分に、先輩の美しい女子学生と意見を交わしたおりに、彼女に、

「あなたは将来、もっと大きな人にならないといけません」

と言われたことがありました。「もっと大きな人」が何をさしての表現なのかはいまだに不明ですが、当時はそんな気の利いたことを言う人もいたのです。

結局そんなこんなで大阪外国語大学は卒業して去ることになり、京都大学の医学部受験を志したのはその後のことになります。しかし「あなたは将来はもっと大きな人にならないといけません」と言われたあの言葉は、今となっても謎のまま気になっています。つまり医学部を卒業して、医者になってからも「自分の人生の本当の目的は完成していない」という気持ちをどこかで持ち続けさせられたままなのです。

困難な見通し

先ず最初に京大医学部受験を思い立った時点での困難な見通しをご披露します。

第一に、大学卒業後とは言え、出身は外国語学部で、医学とは遠く離れた学部でしたから、その医学部受験のための実際の学力はゼロに等しいものだったことです。高校時代も理数系科目は全般に大の苦手で、特に数学はとても理系の学部の進学を考えられるレベルではありませんでした。

在学時に一度有名予備校の実施した模擬テストを受験しましたが、数学は200点満点で50点にも届かないありさまで、試験後の講評でも、医学部はもとより「理系進学はどう頑張っても無理」という結果でした。京大は数学の試験が難しいとの評判で、最初から到底目標にはなりませんでした。

それよりも、そもそも現役時代は文学部志望だったので、理数系科目が不得意だからといって、特にコンプレックスを持っていた訳ではありません。ただ、第1志望の文学部を受験しながら、心の片隅に医学部進学というもう一つの夢が蟠《わだかま》っていたのは事実です。その夢が、一つ目の大学を卒業してから私の見果てぬ夢となって、自分を厳しい試練に立ち向かわせる竜となって、以来三年間にわたる苦難を強いられることになったのです。

私にはここで、どうしても触れておかねばならない一つの大きなハンディがありました。それは一つの大学をすでに卒業してはいましたが、当時は受験勉強中心の生活を送るため定職に就いておらず、家庭教師のアルバイトの収入だけで自活しながらの受験生活を始めることになってしまったという事情です。

その当時は本当にお金がなかったので予備校に通うという選択肢はありませんでした。結局独学で2度受験に失敗した後で、家庭教師で稼いで貯めたお金から予備校に通う資金を作って、受験生活最後の半年間だけ予備校のお世話になることが可能になったのです。

お金がないということの辛さを心底かみしめていた時期でした。

取りあえず合格の可能性について、ひとりで、とつおいつ思案しました・あれこれと思い悩みました。自分は理数系科目は、どの1科目を取り上げても不得意で、とりわけ「化学」なんぞは問題文中に「モル」という言葉があるだけでもうお手上げでした。正直な話、高校の化学を履修されたことのある人ならば、「モル」の概念がわからないでは、高校レベルの化学の授業には到底ついて行けないことは一目瞭然です、

そこで、実際の2次試験の理科は、やむを得ず他の1科目を「生物」で受験することに決めました。物理は化学よりも更に不得意だったので。他に選択の余地は残されていなかったのです。

効率的に脳に記憶をとどめるには

ここで参考までに人間の記憶能力に関する理論とデータについて触れておきます。

医学部を受験するとなると、膨大なデータの記憶を強いられることになるのは必定で、あまり記憶に自信のない受験生の方もおられるかも知れず、また、他学部受験後の再受験の人の場合は、記憶力の減退が受験を諦めなければならなくなるかも知れないくらいの重大な問題だからです。

ドイツの心理学者であるヘルマン・エビングハウス（1850〜1909）の超有名な「忘却曲線理論」によると、記憶は、20分後には42パーセント、1時間後には56パーセント、1日後には74パーセント、1週間後には77パーセント、1カ月後には79パーセントを忘れてしまうという結果が出ているそうです。

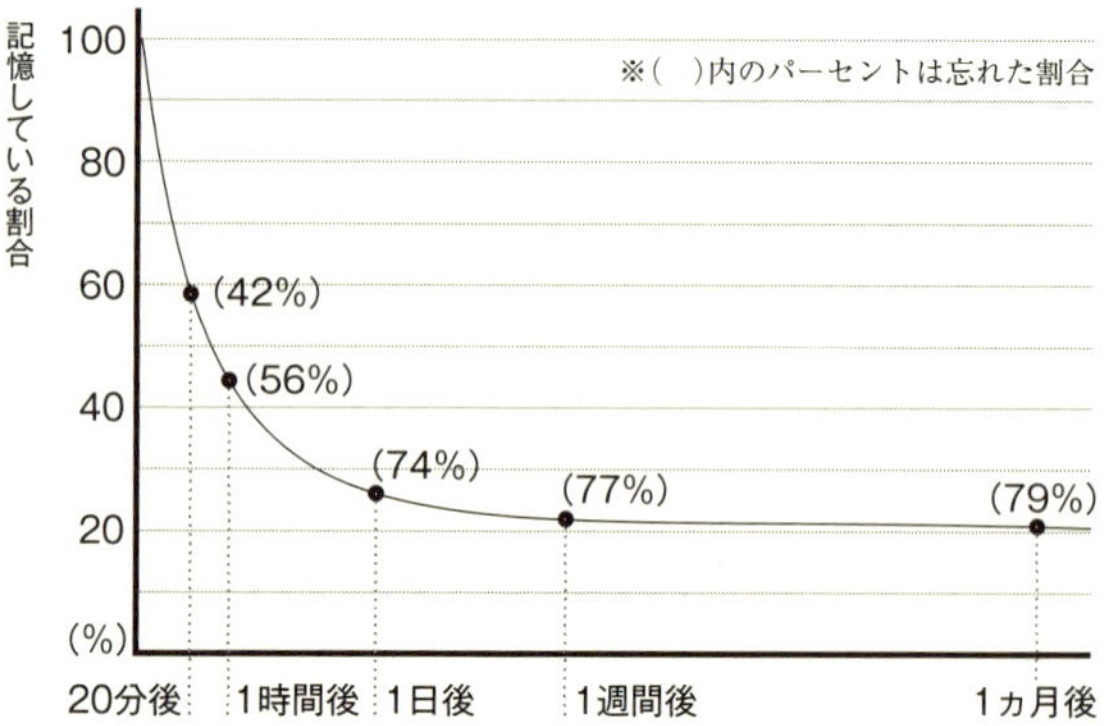

【図1】ヘルマン・エビングハウスの「忘却曲線理論」

この結果からわかったことは、

ア、記憶というものは、覚えた直後に一気に半分近く忘れてしまう。

イ、残った記憶は、ゆっくり忘れていき、そして長く保持される。

翌日には74パーセントの記憶が失われる！　という結果は、驚天動地とも言えるデータです。これでは覚えても覚えても、その記憶は際限なく失われ続けるということで、ただでさえ不利な条件で受験を戦う決意が木っ端微塵に砕け散る思いです。

さらにこのグラフは、定期的な復習をした場合の記憶率をエビングハウスの忘却曲線上に表したものです。つまり、「人間は忘れる動物である」ということを前提に、「定期的に復習をすれば、その記憶は確

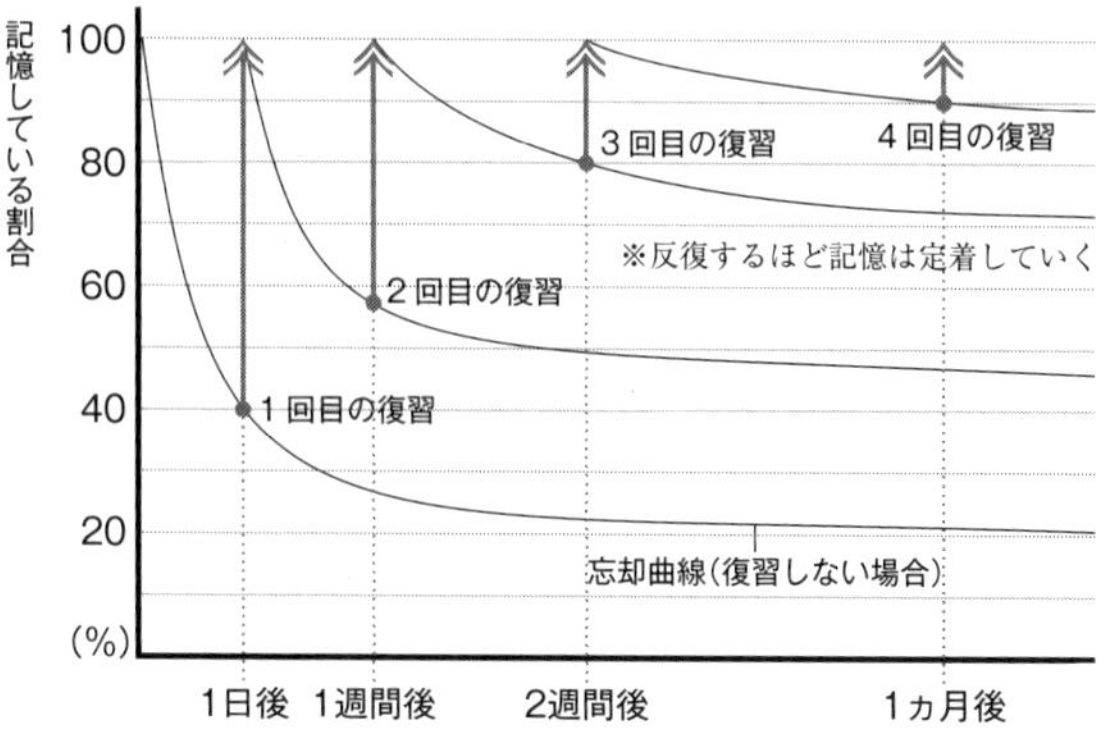

【図2】忘却曲線と復習の関係

実に定着していく」ということが言えるし、その方が、忘却すること以上に大切であるということです。

「定期的に復習をすれば、その記憶は確実に定着していく」

これだ！ と思わず手を打ちたくなるお言葉ではないでしょうか？ 「定期的に復習をすれば」記憶の喪失をカバーしてゆける可能性が生まれる、ということです。

例えば、テストが2週間後にあるなら、いつ復習をすればいいのでしょうか？ エビングハウスの忘却曲線だと、2週間前に復習しても、結局すぐに忘れてしまうのです。記憶というものは覚えたそばから急速に忘れていき、1日たったあとは、ゆっくりとしか忘れていきません。ということは、テスト直前に復習をすればよいということになります。しかし、本当にそうでしょうか？

【反復しない記憶は、短時間だけの使い捨ての記憶である】

ア、何のために（いつまで）記憶するのか？

イ、どれくらいの完成度で記憶するのか？

という事がポイントです。

もし、そのテストの時だけ記憶しておけば良いのなら、復習するのは直前がベストです。そして、１００パーセントの正確な記憶が必要でないのなら、復習は直前でもＯＫなのです。

つまり、記憶しても反復して復習をしない限り、すぐに忘れてしまうし、テストで正しく答えられる記憶の数は１００パーセントではなくなってしまいます。そんな記憶法は一時的に合格点をもらうにはいいかもしれませんが、本当に学んだことにはならず、知識も身につかないし、結局のところ記憶に費やした時間や努力は無駄な労力として消え去ってしまいます。これは人生を無駄にする使い捨て記憶法だと思います。

【再認可能な忘却と完全な忘却】

それでは、できるだけ早めに復習をするのは、何が優れているのでしょうか？

決定的な違いは、さきほどのグラフで現れていないところにあるのです。つまり、1日後の74パーセント忘却と1カ月後の79パーセント忘却では、記憶の鮮明さで違いが出ているのです。できるだけ早く復習すると、記憶が鮮明なため、忘れていても短時間でよみがえります（再任可能な忘却）。それに比べて、1週間以上経過したあとで復習をしたとしても、ところどころを完全に忘れてしまって、初めて記憶した時と同じ時間が記憶をさせるために必要となるのです（完全な忘却）。

つまり「忘れている」というのは、「すぐに思い出せる状態」と、「完全に忘れている状態」に分かれるということです。ですから、1日後の74パーセント忘却と1カ月後の79パーセント忘却では、復習するのに必要な時間が違ってきます。1カ月以上後では、初めから覚え直さないといけない状態になってしまっているのです。

【効率的な復習のタイミングはいつか？】

ア、覚えた直後に、復習する（数分間でもOK）

イ、1日後に、再度復習する

ウ、1週間後に、復習する

エ、2週間後に、復習する

オ、1カ月後に、復習する

結論から言いますと、完全に忘れないうちに、そして簡単に記憶がよみがえるうちに、サッと短時間で復習することが効率的な記憶法になるのです。

【記憶には熟成期間が必要か？】

直前に記憶するよりも、前もって数回に分けて記憶したことを復習することの方が、効率的な記憶法だと言いましたが、もうひとつ、早めに記憶することの利点があります。

記憶というものは時間が経つことで、より一層理解が深まり、整理整頓され、脳にとって利用しやすい記憶として定着します。この現象は「レミニセンス」と呼ばれ、寝ている間に夢などをみて他の記憶とつながっていきます。

ですから学習した内容が、「レミニセンス」効果によって活用することのできる知識となるためには、ある程度の時間が必要となります。早めの暗記と繰り返しの復習が効果的なのは、そのような理由からです。

記憶に関するデータを、あらためておさらいしてみました。

「記憶を繋ぎ止めるには、とにかく繰り返し復習をするしかない」

というのが、どうやら結論のようです。当たり前と言えば当たり前の結論だと思います。

この結論から、君は自信を持ちましたか？　それとも、これではとても太刀打ちできないと自信をなくしましたか？　習ったことを復習するのは当たり前の学習法です。それを繰り返しやればいいだけのこと、ならば自分にだってできるじゃあないかと、自信を深めることのできる内容ではなかったでしょうか？

先にも言いましたが、数学は私にとって特に苦手な科目。高校の2次方程式のレベルでストップした状態で、やっと因数分解の基礎レベルに到達したばかりでしたから、大学受験の数学のレベルを考えると、本当に箸にも棒にもかからないレベルです。因数分解ができないと、それより先の微分・積分には手が届きません。「因数分解にはまずひとつの文字に注目して」なんてことをやっていたのですから実際どうしようもない。まして京都大学を受験する人たちのレベルを考えると、到底あり得ないということです。

受験のプロたちと互するために

しかし考えました。自分がこれから与《くみ》する相手たちはずっとずっと低学年の頃から、塾や家庭教師やあるいは公文式やらと受験一筋に精進してきた受験戦士、つわものたちです。言わば受験のプロたちなのです。

それも京大医学部の受験生ともなると、敵は全国の有名受験校・予備校の粋を集めたまさに選び抜かれたプロ集団です。彼らに対して、普通の公立高校出身の受験勉強の手ほどきすら受けていない私が同じ土俵のうえで互角に戦う方策があるのかどうか。というか、そもそも対戦相手として成り立ちうるのだろうか？　という疑問に苛《さいな》まれました。

互角に戦う方策の基本は、

「そもそも人間の脳の容積は解剖学的に決まっており、出身高校や家の経済状況、今までの学習歴による差異などといったものはないはずだ。したがって、その脳の働きも、後天的な努力による結果に過ぎないはずだ」

ということです。

脳は使い方次第で、つまり自分の努力次第で鍛えられる可能性の大きい臓器だということではないでしょうか？　ならば、彼らが1時間かけて学習する内容を、自分は遅れている分を考慮して、10時間かけて学習して十分に復習すれば遅れを取り返せるばかりか、本気で頑張れば追い越すことも夢ではないかも知れない、ということではないですか。

ヒトは1日で学習した内容を24時間以内に70パーセント以上を忘却する。更に次の24時間で、その残りの70パーセントを失ってしまうというのが、先に引用したエビングハウス先生のご意見でした。とにかく必死で、全力で、その忘却と戦う以外にないという結論に落ち着くものと私は考えました。

そう思いませんか？　科学的に考えて、「とにかく記憶を繋ぎ止めるには繰り返し復習するしかない」、というのが苦しくも科学に則った私自身のギリギリの結論です。ここにしか頼る術はないということが私を奮い立たせた初陣の銘となりました。ここから、これを信じて私の前方に前代未聞のたたかいの生活が始まることになるのです。

しかし、今から受験される人の大半は現役の高校生をはじめ、まだ十代の若い人が圧倒的に多くて、私ほどのハンディを背負っている人はむしろ少ないのではないかと思います。「親の期待」とか「家の都合」とか、そういう事情でやむなく医学部を受験せざるをえない人も中にはいらっしゃるかも知れません。ですが今はそういう人の話をしているのではないことはお分かりいただけると思います。

脳の話

ここで人類の脳に関する知見を紹介しておきます。私たち人類は何10万年にも渡る進化の道をたどって現在に至っていますが、脳の構造と働きも進化を遂げてきています。過去の調査結果によると、約70万年前に存在したとされるアウストラロピテクスの脳の容積は平均５００ccで類人猿の５５０ccに大変近い値だったようです。

その後およそ50万年前に生存したジャワ原人の脳の容積は９００ccであり、その少し後の北京原人で1，000ccだったようです。

そして時代が下って約20万年前のネアンデルタール人で1，200cc～1，600ccで、これは現代人の平均1，450ccに勝るとも劣らない大きさであったようです。

また、脳の重さは生まれたときの赤ん坊で370g～400gで男女の差はほとんどありません。この重さは体重の約10パーセントであるかことから、成人の2・2パーセントと比較すると随分頭でっかちであることが判ります。生後の脳の発達は6カ月で生まれたときの約2倍になり、7、8歳で成人の90パーセントに到達します。

そして男性で20歳、女性で18歳ころに脳の発育は完成します。20歳で完成した脳の容積は50歳ころまではほぼ変わらないのですが、それ以後はほんのわずかずつ減少傾向がみられて、60歳を過ぎるとその減少が目立ってくるようです。

これに対し、女性は18、19歳頃から少しづつ軽くなりますが、50歳を超えたころからは逆に重たくなっていくようです。その後は男性よりも数年送れて軽くなっていくのだそうです。

そこで日本人の脳の重さは、男性で1，350～1，400g、女性で1，200g～1，250gで女性の方が平均で150gほど軽いようです。ちなみに脳が重たいほど知能が発達しているように言われることがあるようですが、それに関しては正確な証拠が果たしてあるのでしょうか。

次の表に示すように歴代の著名人の脳の重さを比較してみると、実際にかなりの差があるようです。が、それと彼らの知的能力の優劣については、今ここでは私の立場からは何とも申し上げかねる問題です。取りあえず目の前に迫っているあなた達の受験には、まず何の影響もないデータだと思います。

参考までに何名かの歴史上の人物の脳の重量を列記しておきましょう。

ツルゲーネフ（小説家、劇作家）……………2,012g
ビスマルク（政治家）……………………1,807g
カント（哲学者）…………………………1,650g
桂 太郎（政治家）………………………1,600g
シラー（詩人、劇作家、思想家）…………1,580g
ナポレオン三世（政治家・皇帝）…………1,500g
内村 鑑三（キリスト教思想家・文学者）…1,470g
夏目 漱石（小説家、評論家、英文学者）…1,425g

さて、受験の問題に戻って、私は自分が1日に学習した内容を、翌日と更にその翌日とを使って徹底的に、一木一草おろそかにせず、きっちり復習しよう、それら全部の内容を再度丸暗記しよう、という厳しい決意を再確認しました。結果、1日の学習時間のうち復習に費やす時間が10時間という目標となって、自分の行く手に立ち塞がることになりました。

多分、多くの人にとっては1日10時間もの復習時間は必要ないのかも知れませんが、取りあえず私は、「安全を見越して」1日10時間という厳しい目標を設定しました。この期間は、「京大の医学部に合格する」という一つの目標だけで、それ以外に何もしないというのが、私の生活であるはずなのですから。1日10時間という復習時間は、「受験を語って半分遊んで、半分勉強のような事をして暮らしている学生」諸君にはおよそ考えられない、とてつもない学習量となるのかも知れません。しかしここでもう一度自分の立てた目標の大きさを、再度しっかりと考え直してみて下さい。

夢実現のための勉強だけの日々を

私はかねがね人生には、一度くらいは勉強しかしないような期間があってもいいのではないかと思っていました。そして京大の受験を思い立ってその決意を固めた時、今こそがその時ではないだろうかと思いました。

仮に今、この勉強の試練から逃げ出したとしても、結局、どうせたいしたことでもないことに時間を浪費して終わってしまい、後で後悔する羽目に陥るのは、私の場合は目に見えています。今、真剣に将来のことを考えている人のことを馬鹿にしているのでは決してありません。

今もしこの勉強をしていなかったら、自分は何をしているだろうかと考えてみて下さい。きっぱりと自分の目標を掲げて、すでに頑張っている人もいるに違いありません。私はそういった人たちのことを言っているのでは決してありません。将来はサッカーや野球の選手になって、スタジアムを湧かせようと意気込んでいる人がいるかもしれません。

またスポーツではなくて、自分は料理の世界で一世を風靡するんだと目論んでいる人だっているかも知れません。大変結構なことだと思います。それぞれに明確な目的意識があって、真剣に努力しているのなら正否はともかく、十分に充実した生活となるだろうし、その生活からはきっと他では得られない貴重なものが得られると思います。

難しいからと言って、自分の夢にみすみす背を向ける生き方は、やっぱり自分の夢を自分で葬り去ってしまうことであり、それは自分の人生に対する裏切りではないでしょうか？

よく考えてみましょう。何度も何度も考え直して、それでもどうしてもダメだという結論になるのか、これ以上考えられないくらいに深く深く考えてみて下さい。考えても考え過ぎることはありません。

合格すればボクは、ワタシは京都大学医学部の学生だと堂々と名乗れるのですよ。一生涯ついてまわる貴重な履歴を手に入れることができるんですよ。

この1年間か2年間を(私は条件が悪くて3年間を要しましたが)、そのために利用するには十分な理由だと思いませんか?　3年や4年かかってもいいじゃぁありませんか?　必ず元がとれるのが医学部受験のいいところなのですから。

ちなみに今はパパになっている男性に対するアンケート結果で、「若い頃にもっと勉強しておけばよかった」という反省の弁が多いことはよく知られていることです。みなさんの場合、今がその「若い頃」です。後悔先に立たずです。先輩たちと同じ後悔を繰り返すのは、是非とも避けようではありませんか。今なら間に合うのですから。

異性とのかかわりの問題

ここで私は勉強とは別の、ある厳しい試練を自分に課すことになります。それは生活から

「女を断つ」ということです。

今、自分は一生を決める大義を目標にしたからには、それに敵対する可能性のあるものは、一切受け入れないことにしようということです。女性の問題はとても難しいです。こちらが勉強で忙しいのに、何やかやと連絡してきます。勉強しているからと言っても妙に勘ぐって、他に新しい交際相手ができたのではないかと、いつも疑っています。私のような誘惑に弱い人間の場合は、とにかくよほど自信がない限りは結局のところ当分、「女を断つ」のが最善策だと思いました。

最近発売された『週刊朝日ＭＯＯＫ 医学部に入る ２０１７』（朝日新聞出版・平成28年9月刊）というムック本に「医学部生になった現在、恋人はいる?」というアンケート項目が掲載されており、「いる」と回答した学生が３人に１人で、「勉強も恋愛も順調な医学部生が多い」と、結論づけられていました。ちなみに、「恋人がいる」と回答した学生の割合を学年別に見ると、１年生ではおよそ14パーセント、２年生ではおよそ23パーセント、３・４年生では50パーセント、５年生ではおよそ53パーセントと学年が上がるごとに恋人がいる人が増加する傾向にあったということです。

いずれにせよ、この件に関しては全く急ぐ必要がなくて、入学してゆっくり考えても決して遅くないと思います。恋人がいてもいなくても、多分、合格する人はいるだろうし、いないならいないで合格まで独りを通したっていいじゃあないですか。

私自身は先にも言ったように、自分がとても誘惑に弱い性格だったので、「自分の目標を達成するために、邪魔になるかも知れないものは極力排除してかかる」という決心をしたまでです。

第二章　受験勉強法のこと、京都大学のこと

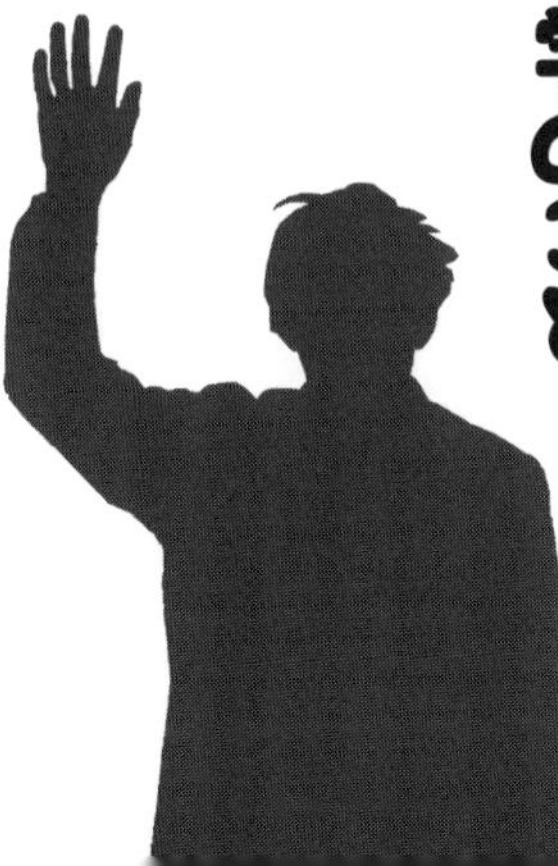

我流の勉強法を戒める

そこで受験の志を立ててから、自分の計画に基づいて、せっせと自分の立てた計画に沿って、日々の勉学に励みました。1日10時間の学習計画を過不足なく、着々とこなし続けました。ところがおおよその予想通り、苦手の数学は考えられる何をやっても成績は進歩せず、夜中に自分の不甲斐なさに独りで泣ける夜もしばしばでした。

そうやって2年の歳月が経過して、つまり2回続けて受験は不成功で、これではいつまで経っても合格しそうもないと思った時、ここは「我流を戒めよう」と、「生まれて初めて」師につく決心を固めました。つまり予備校の門をくぐる決心をしたのです。

予備校は烏丸通の、京都御所の向かいにある京大受験の老舗予備校で、ここでみっちりと自分の弱点を補強することになります。予備校の授業は1日5限で、同じ科目は同じ内容を1日5回教授します。そこで思い切って授業は自分の不得意な科目だけを集中して受講することに決め、結局、数学と化学の講義をそれぞれ5回づつ、毎日受講することになりました。受講した内容はしっかりとノートに記録して、暗唱できるくらいに復習しました。

特に苦手の数学は毎日の課題を、「答えは暗記せず」、家に帰ってから自分で改めて答案を作成する、という学習スタイルを確立しました。1日に同じ講義を5回聴く学習法は絶妙で、半年間通った予備校生活のうち、３カ月間で数学の苦手意識が消え去り、もうひとつの苦手科目の化学も問題なく消化していました。

数学では夜中に夢の中に問題が出てきて、その夢の中で解答にたどり着いて、ハッと目が覚めてノートに向かう、なんてこともしばしばでした。結局、京都大学の受験は各科目とも「教科書の範囲を一歩も出ない」というのが、私が自分で苦労して得た体験的結論です。

学習にあたっての教訓は、とにかく自分の「苦手な科目をなくす」というのが第一の方針でした。私の場合はまず数学をマスターしなければ、絶対に合格できないと分っていたので、その数学を克服することを最優先として取り組んだのです。とにかく「繰り返し」しかない。与えられた課題を、「答えは絶対に参照せず」に自力で解答できるまでアタックを繰り返しました。

予備校の授業を侮ることなかれ

何度も申し上げたように、数学は私にとって最も苦手な科目でしたが、結局予備校の授業に従い、授業で選択された問題だけをひたすら解いていたということに尽きます。とにかく問題が自力で解けるようになるまでは解答を参照せず、徹底的に問題に齧《かじ》りつきました。深夜、眠っている時の夢の中で問題が解けて、大変驚いたことは前述しました。人間の脳は一見、眠っているような時でも、目先の課題を決して忘れ去ってはいないのだなぁ、と感心した次第です。

有名な「チャート式」（数研出版）とか、他の参考書も予備校に入る前には人並みに使っていましたが、「実戦」的価値という意味で予備校のテキストには到底敵《かな》わなかったのだと思います。

もう一つの苦手科目である化学も、予備校の授業の復習だけで必要事項は網羅されていると信じていたので、あとは演習のために問題集を一冊仕上げました。これも馬鹿の一つ覚えで文英堂の『シグマベスト』。他の教科の場合と同様に解答とそれに続く詳しい解説で予備校の講義を補強しただけでした。

結局のところ、数学と化学は予備校の授業内容を一歩も出ない学習で合格レベルに到達したことになり、予備校の授業がいかに素晴らしいものだったかを思い知らされる結果となったのです。

もっと早く予備校の門をくぐっていれば、もっと早く合格できたかも知れないと後悔しています。予備校の先生方、ごめんなさい。

理科はもう一科目「生物」がありました。生物は買い求めた「高校の教科書をよく読む」という方針で対処しました。隅から隅までよく読んで、何一つ疎《おろそ》かにしないというのがその方針です。試験の直前には例のごとく文英堂の『シグマベスト』です。解答と解説をとにかく丸暗記する勢いで読み尽くします。それだけでした。ただ、生物もときどき細かい知識に疑問を持つことが多かったので、旺文社の『生物学辞典』を手元に置いておきました。

英語は教科書の丸暗記から

さて、自分が数学と化学が苦手だったので、そちらの方面ばかりを書き綴ってしまいましたが、英語や社会科などが苦手で困っている方もいるかも知れませんね。

そういう方々のために、英語や他の教科の勉強法と私自身の取り組み方も簡単に述べておくことにします。

まずは英語です。入試に当たって、受験科目に英語のない学校を探す人もいると聞いたことがありますから、英語は受験生には結構、大きな負担になっているようです。

ご安心下さい「英語は究極の暗記科目」です。暗記がモノを言う科目なのです。とにかく覚える事、英語の学習にはこれしかありません。

テレビの放送で、中国の学校の英語の授業をたまたま放映しているのを見たことがありますが、中国人の学生たちは、ただひたすら何度も繰り返し同じことを読み、書き、そして暗記しています。究極の語学習得法ですね。とにかく繰り返し読んで、書いて、発音する。そしてすべてを暗記する。

中国人は今や世界的国際人です。世界中どこの国にも中国人がいます。だから中国という国では通訳が不足することはありません。世界中で彼らが生活している当該地域から、話せる人材を国に呼び戻せばそれで事足りるのです。

日本人にとっては羨ましいような恥ずかしいような状況です。その中国の語学学習の様子が前述の中国の語学の授業のありさまです。

以前、京都市内で中国人がアメリカ人に道を教えているところを見かけたことがあります。変ですよね。多分アメリカ人はまず、話しかけた相手を日本人だと勘違いして自分と同じ観光客の中国人に例の如く英語で道を尋ねたのだと思います。ところがそれが中国人だったのでしょう。たまたま英語のできる中国人だったので、中国人がアメリカ人に英語で道を教える、ということになったみたいです。相手が日本人でも中国人でも、英語でしかコミュニケーションできないアメリカ人の教養の低さが悲しいエピソードです。いまだに大戦の戦勝国ヅラをさげて生きているのですから。

で、英語の学習法ですが、もう何も言わなくても大体はお分かりですよね。

私は今回、受験勉強を始めるにあたって、まず全科分の高等学校の教科書を買い集めました。教科書にすべてがあり、教科書以上のことは問われることはないのですから、まず第一に教科書の内容を完全に理解することが先決です。

英語の学習で暗記と言われてもピンと来ないかもしれませんが、英語学習の第一歩は「教科書の丸暗記」です。できれば3年分のリーダーをはじめから最後まで、すべて丸暗記するのです。初めは厳しいですよ。絶えず初心に帰って、自分が京大の医学部生になっているところを想像してみて下さい。最初はキツく思われていたリーダーも、慣れるに従って向こうからエールを送ってくれているように思われてくるから不思議です。

丸暗記なんて勉強じゃあないと思っているかも知れませんが、続けてみるとその偉大な力に感服しますよ。最初は1レッスン分の暗記でもう逃げ出したくなってしまっていますが、続けているうちにだんだんと要領が身についてきて、初めの頃の辛さはどこかへ消えてしまいます。考えてみれば、ただひたすら暗記に専念すればいいのですからこんなに簡単なことはないはずです。ただ覚えればいいのです。これほど簡単な勉強はない。教科書には必要なすべての単語と、必要な文法の知識が網羅されています。

英語の学習では文法という面倒くさいオプションが付いて来ます。これは高校の英文法のテキストに必要な知識はすべて出ていますから、テキストとリーダーをしっかり復習するだけで十分です。ただし、テキストの内容は一字一句に至るまで、すべてを丸暗記することが大切です。どんなに小さな事項も見落としてはなりません。見落としを許すと、それがやがて受験の失敗の悔しい原因になってしまいます。

あっ、これテキストのあそこに書いてあったなぁ、ということになるのです。

英文法は覚えるだけでは少々不安なので、市販の問題集を何か1冊仕上げておくと安心です。私は受験の問題集と言えば、どの科目も文英堂の『シグマベスト』シリーズ一本槍でした。このシリーズはとにかく解答の解説が豊富で、解答よりも解説の方により大きなスペースを割いていることが多く、その解説を読むことでテキストを一層深く理解する助けになりました。

英文法以外に役に立ったのは、ごく薄手の英作文のテキストが役に立ちました。英作文のテキストですが、英語の必須の語法や文法を使った作文の練習帳のようなテキストで、本屋さんの英語の参考書の片隅に、薄い冊子で並んで売っています。私自身について言えば文法好きだったので、少しレベルの高いテキストを使っていました。と言っても、高校の授業のサブテキストとして買わされて使っていたものなので、別にそれほど特別な本ではなかったと思います。

英語は最近ではヒアリングが課せられるということなので、その対策が必要ですね。お勧めのテキストは、W・L・クラーク著の、研究社から出ている『アメリカ口語教本（全４冊）』の中級用です（TOEICテスト５００～７５０点、英検２級、準１級レベルの人が対象）。19課で構成され、それぞれの課は７つのSectionがあります。

Section Ⅰは、その課のトピックの内容を解説した導入部。
Section Ⅱは、その課の中心ともいうべきApplication Dialogue。
Section Ⅲは、会話の際に注意すべき語法を中心に解説。
Section Ⅳは、その課の重要な表現を徹底的に練習。
Section Ⅴは、その課で使われた語彙や成句を使った例文を掲載。
Section Ⅵは、その前にあるVocabulary Buildingでリストアップした表現を使って、日本語を英語に直すドリル。
Section Ⅶは、その課のまとめにもなるConversation Guidesで、短い応用会話例を掲載。

今回の最新改訂版では全19課中、４課分の本文を全面改訂、13課分を部分改訂しています。
別売りのＣＤの録音スピードも第１課はゆっくりめですが、後はナチュラルに近くなっています。CDはじっくりと聞き込んで下さい。テキストの性質上、英会話の練習にもなりますから、とにかく覚えることに燃えて下さい。私でも上級のテキストで10課分くらいは難なく覚えられました。これから受験するレベルの学生さんなら、全く苦になるほどのものではないと思います。

『アメリカ口語教本』というテキストは、そのまま英会話のテキストとして活用できます。さらには英検の受験やTOEICテストの準備にも活用できるので、英語の苦手な人には超お勧めのテキストと言えます。

世界史は西洋史と中国史を分ける

次に社会科の勉強法にうつります。

社会科では、私は世界史しかできない生徒でした。しかも好きな科目だったので、必然的に世界史を選択することになります。この辺はどなたもお得意の科目を選択されることでしょうから、それぞれの得意分野で思う存分、実力を発揮されればいいと思います。

勉強に用いたテキストは定番の山川出版社の高校教科書で、これをとにかく熟読することから始めました。教科書1冊を丸暗記するつもりで読み込みます。世界史の勉強ではあのイヤな年表の暗記がありますよね。こればかりは、ひたすら覚えるしかないです。年表の暗記は世界史の学習の必須項目です。ひたすら手の空いた時間を利用して覚えて下さい。覚えた内容は世界史の教科書の、その事項の出てくるページに筆記して、そのページを見るたびに記憶を確かめましょう。

世界史の学習でもう一つのイヤなことは人名かも知れません。よく似た人名が、やたら多いですよね。人名は個人のものですから面倒くさがらずに。その出身の国の呼び方で覚えるのがいいと思います。アレキサンダーではなくてアレキサンドロス、フランスの王ならヘンリーではなくてアンリ4世(ナントの勅令)、ドイツならハインリヒ5世(神聖ローマ皇帝)などむしろ正しい名称で覚えた方が間違う可能性は低いと思います。

インドの王でチャンドラグプタというのが複数回出て来ますが、これだって出てくる時代も王朝も違うのですから、それぞれを正確に記憶する以外にはないでしょうね。世界史の学習では、時代の流れを理解することが大切だと言われます。一つ一つの事件には、その成り立ちにある理由がある、というわけです。だから「この時代にこの事件が起こったのには、歴史的必然がある」、ということになります。でも、受験生の学習レベルでそこまで要求するのはちょっと酷ではないかと思います。

世界史の勉強は、教科書を西洋史と中国史に分けて、それぞれを通して学ぶのがわかり易いと思います。学習の手順では、私は先に述べたように問題集は文英堂の『シグマベスト』一本槍でした。教科書以外に参考書は使用せず、演習はひたすら『シグマベスト』の問題集でした。

とにかく問題も答えも全部を丸暗記するつもりで取り組むことが大切です。シグマベストの解答はとても詳しくて、解答よりもはるかに長い解説文が付いています。そしてこの解説の中に、教科書に触れられない重要事項がしばしば散りばめられています。ここまで学習して初めて、世界史を学んだ気持ちになると思います。

私は問題集の解説文を参考書にして勉強したのです。受験問題集の選び方の一つの選択法かも知れません。これも学習者のそれぞれの趣味や、やり方がありますから、自分に一番合った方法を選択されるといいと思います。世界史の勉強中に細かい事項に何度もぶつかってその度に教科書を検索するのが面倒な場合があります。そんな時のために座右に山川出版社の『世界史小辞典』のような本をおいておくととても便利です。この本は受験だけでなく、普段も教養書として利用できるので大変重宝しています。

受験面接

最近二次試験に面接が課せられるようになったのでしょうか？　でも面接は恐れるに足りません。そもそも面接官は初めから君たちの医学部入学の志望を知っていて、その必要性を認めています。そして何よりも面接は基本的に君たちを合格させるためにやっています。面接で難癖を付けて落第させてやろうなんて、そんなケチな面接官はたぶん、京大にはいないと思います。

ふたつの事に気を付けて下さい。先ずは君たちの医学部入学の意志と動機です。どうしても入学してぜひとも医師になりたいという熱意をしっかりと面接官に伝えることと、もう一つは医学部で勉学を継続するのに十分な意志と体力があることを、面接官にわかるように伝えることです。面接や小論文についてはいろいろと小難しいことを書いた本が出ていますが、要は「やる気と体力」です。

私は、当然ながら医師になった自分の志を決して後悔していません。医師になるという選択は、あらゆる意味で、「素晴らしい選択だった」というひと言に尽きると思っています。

医師になってからのことを少し自慢すれば、とにかく色んな意味で恵まれた生活を送ることができます。取りあえずお金の苦労からはすっかり開放されるものと思っていいでしょう。価格を気にして買い物をする生活とはお別れです。

それと男性の場合、医師は女性にモテます。まず選ぶ立場にいる自分に満足できます。ただ私自身は、それほどお金に執着しない性分だったり、女性にもあまり興味のない性格でしたし、あるいは外車を乗り回したりブランド品で身辺を固めたり、という生活スタイルには全く関心がありませんでした。

振り返ってみれば結構、勉強ひと筋のバカ真面目な医師であったのだなぁ、と思っています。

受験突破の強い味方。塾や予備校について

塾や予備校なんかのお世話にはならないと、思っている方も少なからずおられることと思いますが、ほんの老婆心で、少々情報をお伝えしておきます。こんな情報が役に立たないくらいに、あなた方の受験が順調であることを祈っていることを信じて下さい。

医学部を目指す決心をした時、学力の強化や入試の最新情報を提供してくれる塾や予備校は、とても心強い存在です。

【駿台予備学校】

超有名予備校ですよね。医学部の合格者数は、全国の予備校の中で毎年トップの実績を誇っています。高卒生・高校生を対象とする校舎が全国に28校舎ありますが、医学部受験に特化した校舎は2校です。

【鉄緑会《てつりょくかい》（予備校）】

例年、東大理科Ⅲ類（医学部）の入学者の過半数が本予備校出身者で、難関国立大の受験に強いことで知られる予備校です。東京と大阪にある校舎のうち、東京校の方は東大専門の受験指導を行っています。

東京と大阪の両校を合わせた２０１６年度の医学部合格者数を見てみると、東大入学者数が３３４人、その他の国公立大医学部入学者が３７４人です。毎年、最難関医学部である東大理Ⅲの合格者数が際立って多いのがこの予備校の最大の特徴です。

16年度も東大医学部の定員１００人のうち16人（うち現役47人、浪人７人）が鉄緑会の出身者でした。東大以外にも東京医科歯科大に41人、京大に33人、大阪大に21人、慶応義塾大に64人など、難関と呼ばれる大学医学部に毎年多くの合格者を輩出しています。

【河合塾】

ご存知のように全国模試の受験者が多数あり、その他、精度の高い入試情報を提供していることでも有名です。高卒生対象の大学受験科は全国に30校、高校生対象の高校グリーンコースが54校、中高一貫校生向けのＭＥＰＬＯが６校あります。高校グリーンコースやＭＥＰＬＯについては河合塾のＨＰを見てください。

大学受験科には、医進コースがレベル別と志望校別で、国公立大と私立大別に設置され、東京の麹町校、名古屋市の名駅校医進館、大阪の大阪医進館の３校がそれぞれ医進専門の校舎になっています。

そして毎年河合塾が実施している超有名な「全国医進模試」は、全国の医学部専門予備校が自校のカリキュラムの中に組み込んでいて、その受験者数が多いので、データの精度が高いことでも有名です。学士編入対策講座ＫＡＬＳもあって、15年実施の試験には１５６人が合格しています。

【代々木ゼミナール】

「医学部受験に精通した講師とクラス担任、チューターが医学部合格をバックアップします」という予備校の方針で、高卒生の医系コースは五種類に分かれています。

その高卒生対象のコースは、

①トップレベル国公立医学部
②ハイレベル国公立医学系
③私立医学系
④オリジナルカリキュラム国公立医学系
⑤オリジナルカリキュラム私立医学系

の全5コースに分かれています。

その他、苦手克服のために、単科ゼミや個別の指導があるほか、夏期と冬期には「医学部突破道場」という6〜8泊の特訓合宿で朝から晩まで猛勉強するコースが設けられています。

この特訓合宿は外部生も受講できるようになっています（費用は68万円から）。また、現役生対象の高校生コースでは、苦手克服のために医学部英語、医学部数学などアラカルト方式での単価ゼミも用意されています（以上、４つの予備校の特徴については『週刊朝日ＭＯＯＫ 医学部に入る２０１７』〈朝日新聞出版・平成28年9月刊〉を参照してまとめています）。

医学部生が卒業するまでに必要な費用

最後に医学部に入学してから卒業するまでに、一体どれくらいの費用がかかるのかを考えておきましょう。

私自身に関して言えば、独学でしたし、受験の最後の半年間予備校に通ったくらいでしたから、入学試験の受験料以外にかかった費用は予備校の入学金と授業料くらいのものでした。現在はまだ小学生だったり、これから高校を選択するところだったりするのでしたら、それなりに選択の手続きや費用の問題が発生することと思います。

幸い、最近出版された雑誌がその辺の事情を細かく分析して冊子にしてくれているので是非、参考にしてみて下さい。本書の41ページでも紹介し前項でも参照させていただきました『週刊朝日ＭＯＯＫ 医学部に入る ２０１７』に、医学部受験のノウハウが事細かく列挙されていますから、受験のノウハウに関しては十分な内容だと思います（このムックは毎年9月に次年度版が書店にならぶようです）。

この中に、〈医学部の「コスパ」研究〉という一章があって、小学校4年生から医学部入学までに要する費用が算出されています。なぜ小学校4年生からなのかというと、この本によると医学部受験の勝負は小学生から始まっているからなのだそうです。そうなのかも知れませんね。

そこで小学校4年生から高校3年生までの学費が、塾などを含めて公立の場合で371万円、私立で合計1，167万円。大学6年間の学費が国立大学の場合在学中351万円、私立の場合は合計で2，267万円になるのだそうです。

医学部に入学してからの学費については、国立大学医学部の学費は6年間で351万円。一方、私立大学医学部30校の6年間の学費総額の平均は3，220万円、学費だけで年間で536万円が必要ということになり、単純計算で国公立大の10倍にものぼるという計算になります。

ただし私立大学の場合は各大学間の格差が大きくて、最も安価な順天堂大学は2，080万円、最も高価な川崎医科大学は4，624万円となり、結構幅があります。6年間の学費の総額が2，000万円台前半の比較的安い上位の大学には偏差値が67以上の難関校がずらりと並び、一方、偏差値50台程度の大学の学費は3，000万円台後半から4，000万円台と飛び抜けて高額になるようです。（前掲書参照）

つまり入学時の偏差値が高い大学ほど入学後の学費は安く、入学時の偏差値が低い大学ほど入学後の学費は高額になるという、「学費と偏差値が反比例するという法則」が成り立つことになるのです。

世の中は厳しいですよね。京都大学を受験する人には余計な情報でしたが、現実の問題として、何が何でも京都大学という人ばかりではないかも知れませんし、途中から何らかの事情で志望が変わることも、ないわけではないと思います。因みに医師国家試験に合格後、医師免許申請手数料として6万円が必要です。

「第1回学生生活実態調査」（全国大学生活共同組合連合会、2015年）によると、全国の大学生のうち下宿生の一カ月の生活費は、計11万8,200円程度かかるのだそうです。また入学した大学によっては1年次に全員が寮に入ることになっている場合があり、その際には入寮費や諸会費、さらに場合によると、なにがしかの寄付金が必要になる場合もあります。

入学してからも、医学部の場合は勉強や実習が次々と始まると、さらに費用がかさむことになります。教科書、参考書類のほか、解剖実習や病院実習のために白衣、メスやピンセットなどの解剖セット、聴診器などの器具が必要になります。

たとえば聴診器は学生が使用するタイプでも1〜3万円ほど。教科書類も1冊1万円以上するものが多く、結構高いです。加えて医学部6年間の総括ともいえる医師国家試験も、実は費用がかさむ。最近では競争が激化して、試験対策講座や講習会、動画での講義などに10万円はみておいたほうがいいでしょう。

自由の学風に憧れて

ところで何故、私がそこまで京都大学合格にこだわったのかについて、少し書き添えておきます。

京都大学は以前から、東大などと比べて「自由の学風」で有名です。どんな風に自由なのかという例に昭和56（1981）年12月にノーベル化学賞を受賞された、フロンティア軌道理論で有名な福井謙一先生の教室の雰囲気を聞いたことがあります。

福井先生の教室では、他の大学の研究室の雰囲気とは随分変わっていて、教室員はその専門が何であれ「自分のやりたいことをやりなさい」と言われるのだそうです。通常ならば教授が自分の業績を上げるために、自分の研究の一部を教室員に割り振るのが当たり前の研究室のありかたです。福井先生はそういう指導は一切なさらなかったそうです。さすがです。

たかが大学受験レベルの話に大げさと思われるかも知れませんが、私たちの大先輩の哲学者が次のように言っています。

「学問をするのに、簡単な道など無い。だから、ただ学問の険しい山を登る苦労をいとわない者だけが、輝かしい絶頂を極める希望をもつのだ」（カール・マルクス）

これから受験して医師となり、さらに臨床に、または研究にと身を投じてゆくあなたたちは、すべて未来のノーベル賞候補です。

京都大学と言えば、名物総長を忘れてはいけませんね。

大学HPでも読める、現・総長先生の「山極壽一総長特設サイト」のメッセージです。

「学生と教員が」一緒になって「おもしろいこと」を発想する。それも全力で真剣に。それをずっと実現し続けられる京都大学にしたい！」

大抵の人はすでにご存知のように、山極総長はゴリラと話ができる先生ということで有名ですよね。先ほどのメッセージといい、ゴリラと対話する研究スタイルといい、どう考えても並の大学総長ではないですよね。そんな先生がいる大学で、勉強したいと思いませんか？

彼はそもそもノーベル賞物理学者の湯川秀樹先生に憧れて京大に入学された先生で、京大には留年がなくて、しかも「高校の教科書を理解できていれば合格できる大学」（これは本当です）ということで選択されたということだそうです。京都大学は昔から「京都学派《きょうとがくは》」と呼ばれる研究スタイルで有名です。

ちなみに京都学派とは、もともと西田幾太郎《きたろう》、田辺元《はじめ》および彼らに師事した哲学者たちが形成した哲学の学派のことを指しますが、現在では京都大学人文科学研究所を中心とした学際（研究などがいくつかの異なる分野を横断して関わる様子）的な研究を特色とした一派も、京都学派、あるいは新・京都学派とも称しています。彼ら以外にもさまざまな学問分野において「京都学派」と呼ばれるグループが存在しています。

余談になりますが、京都大学の総長と言えば山極総長の2代前の第24代の尾池《おいけ》和夫総長のことも忘れてはいけませんよね。尾池総長は知る人ぞ知る「総長カレー」の生みの親として知られています。

当時の京大の生協の店長と共同で学生の意見も採り入れて15種類のカレーフェアをやって、その中で特に人気があったものを残したのがステーキ・カレーとなって、平成17（2005）年11月に吉田キャンパス本部構内、時計台記念館の正面にあるカフェレストラン「カンフォーラ」で限定販売したところ、人気沸騰の定番メニューとなったものです。その際、さる食品製造会社の社長が「そのカレーをレトルトにして販売したい」と申し出たのを、尾池総長が「どうぞ」と言って話が決まったもので、平成19（2007）年9月より地元放送局のKBS京都との共同でレトルトの「総長カレー」を販売することになり、総長が代わった今も販売は継続されています。平成25（2013）年5月現在で1億5000万円以上の売り上げがあったそうですが、当の尾池総長がもらったのは「総長カレー」5箱のみだったそうです。

京大の「総長カレー」

今年、平成29年は山極総長が監修する新作のシーフードカレーが「総長カレー」として登場しています。現在は京大の総長カレーも「ビーフ」「ステーキ」「シーフード」の三種類の味が楽しめます。「シーフードカレー」が開発されたのには、乱獲がたたって貴重な種類の魚が枯渇する危険性が高まっている反面、まだまだ豊富な漁獲高のある魚を選んで食べましょうということで、このシーフードカレーができたそうです。ギンダラとかサバとかスルメイカにホタテなどがその原料になっているのですが、カレーのルウはココナッツがベースになっており、まろやかな味わいに仕上がっています。

みなさんも一度、京大の「総長カレー」を食べてみていただきたいと思います。それと、ここだけの話、私が何よりも大好きなのは、南部構内にある生協食堂の奥、喫茶ブリュッケの「オムライス」なのです。昔ながらのケチャップライスをタマゴでくるんだだけのシンプルなオムライスなのですが、これが絶品なんです。

受け継がれる京都学派と風変わりな先生たち

今では知る人は少ないかも知れませんが、昭和31（1956）年5月9日に世界第8位の標高8，163メートルを誇るヒマラヤ山脈のネパール領にある「マナスル峰」登頂に、京都大学学士山岳会の若手OBが計画を立て、毎日新聞社と日本山岳会の共催で実施されました。そして日本の山岳隊が世界に先駆けてマナスルに初登頂するという快挙を成し遂げたことは、世界的に大きな話題になりました。当時、郵政省から記念切手も発売されるなど、空前の登山ブームのきっかけともなりました。

爾来、京都大学は伝統的に「探検大学」と呼ばれてきた歴史をもっています。つまり人間を含めた自然全体を学問の対象とするフィールドワークの伝統を誇りとしているのです。徹底的に現場に立脚した科学なのです。自分自身の足で現場を歩き、自分の目で直に対象を見て、自分の耳で聞いて、肌で感じたもの、そうした野外の経験を基盤とする学問をしてきました。

昭和33（1958）年に、今西錦司理学部教授と弟子の伊谷純一郎氏が最初のアフリカ探検を行いました。アフリカの熱帯林に棲む野生チンパンジーとゴリラを対象として、人間社会の進化的起源をさぐる研究でした。その後も京都大学のフィールドワークの伝統は半世紀以上にわたって連綿と受け継がれ、研究者たちはチンパンジーやゴリラのみならず狩猟採集民や遊牧民、農耕民の生態人類学的な調査を展開してきました。また同じ昭和33年に、理学部の西堀栄三郎教授は第一次南極観測隊の副隊長兼越冬隊長として、初めて極寒の地での越冬観測に成功しました。さらに同年、フランス文学者の桑原武夫教授を隊長とする京都大学学士山岳会の遠征隊が、カラコルム山脈パキスタン領の「チョゴリザ峰」（7，665メートル）に初登頂しました。ネパールヒマラヤのマナスル峰登頂についで、単独大学の登山隊がヒマラヤの処女峰カラコルムの頂に達しました。アフリカの今西、南極の西堀、ヒマラヤの桑原は、奇しくも京都大学の同期生（旧制一中、三高）なのです。

こうした人類学・霊長類学・動物学のみならず、「フィールドワークを基礎とする実証的な科学のスタイル」は、他の大学の追随を到底許さない京都大学の学問的個性だと言っていいでしょう。このように「京都学派」の大きな特徴は大学のキャンパス内に留まっていないということです。京都学派は実はさまざまな学問分野にあります。桑原をはじめ梅棹忠夫から梅原猛といった人文科学の伝統もあれば、遺伝学の木原均や、平成19（2007）年一月に生誕百年を祝った湯川秀樹博士と朝永振一郎博士（この二人も旧制三高からの同級生）の両ノーベル賞学者に代表される理論物理学の系譜もあります。

先ほどの山極先生は人類学の先生ですが、人間だけを見ていたのでは人類学は理解できないという「京都学派」的発想から積極的に世界を探検しています。山極先生は京都大学入学以前から探検が好きだったのだそうです。ちなみに京都大学の探検部の漢字は「険」の字ではなく「検」の字を当てています。これは、危険を避けるという意味合いを含んで命名されたからだそうです。

さらに山極先生は京都大学について、HPの「総長独占インタビュー」の中で次のようにも仰っておられます。

「――京都大学は自学自習をモットーにしています。自学自習とは、教員と一緒になって新しいことを学び、おもしろいことを発想し、次の時代の世界をきちんと構想し、世の中を変えることができるような新しい考えを提案していくということだと思います。そのために、教員は教える立場というよりも協力する立場だと思います。教員から学ぶことは知識ではない、発想であり、考えであり、あるいは実践なんだと思います――」

普段の授業も京都大学では、いわゆる通常の授業とはずい分かけ離れていました。生物学実習の教授はお酒がとても好きで、いつも鼻の頭が赤く、呼気には絶えずアルコールの匂いがしていました。

この先生は人体の寄生虫が専門で、その奥方も寄生虫を煩っていたらしく、体内で寄生虫を飼っていたから結婚したのだと明言されておられました。ある日の授業の終わりに、「次回の講義は大文字山に登るから、各々酒を持参しなさい」とのことでした。正調の「紅萌ゆる」を伝授してくださるご予定だということです。

当日は道中、助手を務めておられた先生のご指導で、道すがら大文字山の自然についてのご講義を受けながらの楽しい登山で、山頂に着くと、京都市内をはるかに見晴るかす雄大な京のパノラマをバックに、教授から三校寮歌の「紅萌ゆる」の正調の歌詞を伝授されて、皆で斉唱して「今日の授業はここまで」いうことになりました。

沢村専太郎（京都帝国大学文学部教授）作詞「紅萌ゆる丘の花（三高逍遥の歌）」です。この歌詞は寮歌と言うには頗《すこぶ》るインターナショナルで、大変ロマンチックな情趣に満ちています。この歌詞を読んでいても、ああ、ぜひ何が何でもこの大学に入学したいという切羽詰まるような衝動を胸の奥に感じませんか？

紅萌ゆる丘の花
早緑匂う岸の色
都の花に嘯けば

月こそかかれ吉田山
千載秋の水清く
銀漢空にさゆる時
通える夢は崑崙の
高嶺の此方ゴビの原

左手の書にうなずきつ
夕の風に吟ずれば
砕けて飛べる白雲の
空には高し如意ケ嶽

嗚呼又遠き二千年
血潮の史や西の子の
栄枯の跡を思うにも
胸こそ躍れ若き身に

ちなみに大文字山は京都市内東部にあり、京都五山送り火で有名な如意ケ嶽（標高472メートル）の支峰（西峰）のことです。大文字山は京都市内の鴨川河川敷あたりなら、建物に視界が遮られない場所からだとよく見えています。京都へ遊びに来られた方は大文字山と鴨川は、きっと目にしておられることでしょう。大文字山については、これは「東山三十六峰」の一部と考えられますから、京都に東山があり、鴨川が流れていることで、夏の暑さが少しは緩和されているように感じます。

例えば京都市内に御池《おいけ》通という広い東西に走る道があります。この通りを歩くと、山川の風が実に快いことが実感されます。御池通では、夕方7時になると夕風が涼しく、9時になると、もう肌寒く感じられるくらいになっている日もあります。やはり街には、山と川がないといけないのかなあとつくづく思ってしまいます。

何と言っても大文字山は、市中の四条河原町あたりからだと手が届きそうな距離にありますし、それと鴨川は日本の都市部を流れる河川には珍しい中流域の河川であるため、流れが速く、水は清流です。だから泳いでいる魚は釣り上げたら即、食すことができますし鴨川沿いのお店の中には、実際に目の前で釣った鮎などを料理して食べさせてくれるお店もあるようです。

中流域で清流と言えば、清々しい鴨の流れを連想してしまいますが、天候不順で豪雨の際などは、これが同じ川だろうかと思うくらいに荒れ狂います。三条大橋や四条大橋から川面を覗き込むと、かなりの流量と勢いで茶色の濁り水が滔々と流れ去って行きます。

また大文字山は初心者向きの登りやすい手軽な標高の山ですから、近辺の幼稚園や小学校の遠足の登山にもしばしば利用されています。

ついでながら鴨川を散策される時間があれば、ぜひ一度、鴨川の納涼床《ゆか》に立ち寄ってみられたらいかがでしょうか？　暑さの和らぐ9月中旬～30日の期間での予約がベターでしょう。鴨川に沿ってずらりと並んでいますが、お勧めは四条通を上がってそう遠くない、〝鉄瓶揚げ〟の「山とみ」です。

学生の街、京都

今でも京都ではそうですが、当時の彼ら学生は「学生さん」と呼ばれる一種の「特権？」階級でした。

それに関して、まず京都府は人口に占める学生の割合が日本一多い都市だという公式データがあります。その数は何と首都の東京よりも多く、かつ他の都道府県のどこをも圧倒しています。

文部科学省の学校基本調査によると、平成23年5月1日現在の全国の大学の数は32校です。

人口10万人当たりの大学の数の上位10府県で京都府は１・22校で全国1位となっています。学生の数はどうでしょうか。同じく学校基本調査によると京都府内の学生・院生は161万2９９人です。総人口に対する割合のベスト10ランキングで、京都府は６・１％となり、こちらも全国1位となっています。平成25（２０１３）年8月時点の京都市の人口は147万1，６３０人です。これに対して大学生の人数は１４３万１６２人。市民10人に１人が大学生という計算になります。

これは専門学校生の数を除いた人数になるので「学生さん」と呼ばれる人の数は実際にはもう少し多い割合になるということになります。

大学数1位の東京23区は、人口が９０４万9，６０４人、大学生の人数は51万3，４９９人となり人口18人に１人。３位の神戸市は人口１５３万9，９４３人、学生が70万５６６人ですので、人口22人に１人という割合になります。他府県に比べて学生の数は実際に多いのです。それにしても人口の10人に1人が学生だなんて驚きですよね。その意味では高齢化が叫ばれるわが国の中では「若い」街といっていいのではないでしょうか。

彼らはエリートですから、卒業後の将来には、やがて「偉いさん」になって部下を連れて帰ってきます。つまり京都の街にとって彼ら「学生さん」は貴重な宝物なのです。今、ジーパンでかけうどんを啜っている学生が、やがては会社の社長さんや重役になって、部下を引き連れて、お店にやってきて、天ざるを注文することになるのです。

街のそこここにある、お菓子屋さんも、豆腐屋さんも、花屋さんも、誰もが「学生さん」と称して、丁重に扱うのも当然のことなのです。以前、京大病院の研修医だった先生が学生時代に、「一度、病院前の『角たに』の天ざるを食べてみたいと常々思っていた」と、おっしゃってておられましたが、多分、今では毎日でも食べられるほど出世されておられることでしょう。

また、大学の授業で大変？　なのは語学と体育です。何も大変というほどではないかも知れませんが、これらの科目は出席日数がモノを言うからです。私は何よりも出席が苦手で、体育も語学も出席日数がまるで足りませんでした。まず英語は何とかなったのですが、一回も休まずに出席していた学生が落第したので、先生に抗議に行きました。

自分はロクに出席していないのに合格し、一度も休まずに出席していた学生が落第しているのは解せないと言うと、先生は、「授業をサボっていても、点数が採れていれば私の講義を理解していると判断できるが、一回も休まず出席していながら点数が取れないというのは一体、授業で何を聞いていたのかということになる。落第はやむを得ない」というご返答でした。

ドイツ語の試験はもう少し厳しかった。試験の前にまず出席を取る際に、私の名前を呼んでくれない。「山本います！」と叫ぶと、先生は首をかしげています。

そして一言、「知りませんよ」と謎の言葉をポツリ。試験が始まると、私の後ろから答案作成中の私の答案を覗き込んで、「うまく点数にしますねえ」と呟いて去っていきました。そのはずです。前夜に、私は一晩かけて授業のテキストを全訳して訳本を作り、クラス全員に配っておいたので、テキストの範囲なら万全でお任せあれのレベルだったのです。

体育はどうしたでしょう。やっぱり出席していないので、正々堂々とはいきません。

ここで面白いことに、体育の教官がもっぱらの献血マニアで、学生が献血に行くと一定の出席日数をくれたことと、さらに大学で冬季になると毎年学校のスキー教室があって、参加すると、これにも一定の出席日数が与えられ認められたことです。そういうわけで、語学も体育も何とか単位を取ることができました。

ここでひと言申し添えると、他大学なら出席日数の足りない学生には、語学でも体育でも到底単位は与えられないだろうということです。授業に出ていなくても、解っていれば単位を与えるなんて、いかにも京都大学らしいと思いませんか？　大阪大学では体育でも授業中に試験があるらしいと聞いて、ギョッとしたことがあります。

私はそんなこんなで、京都大学でしか学生生活を続けられない人間だったのだと思います。

今となっては懐かしいお話ですが、私が京大に入学したと聞いて田舎の祖母が封筒に5千円札を一枚入れたものを郵送してきました。私の祖母は当時は珍しい丙午※（ひのえうま）年の生まれで、重い糖尿病を患《わずら》っていました。この祖母には、私は幼い頃から散々怒鳴られて育ちました。生来の腕白だったので、昔風のお屋敷の襖といい障子といい、紙でできたものを全部が全部破ってしまう子供だったので、結局、後でその張り替えをする祖母にとってはただごとではなかったのです。

ところが一方で私の祖父という人が、こんな私にめっぽう優しくて、「かまわんけん、やらしちょけ」と言って叱らないものですから、すべて私のやりたい放題だったのです。そんな祖母が、わずかばかりの自分のお小遣いから、お祝いにと現金を送ってくれたその心配りに、当時は心底心打たれて、一人泣けてきたものでした。

※【丙午（ひのえうま）】
その昔、仏教で僧侶が女性と交わる「女犯（にょぼん）」を戒めるために編み出された妖怪を「飛縁魔（ヒノエンマ）」あるいは「縁障女（エンショウジョ）」と呼びました。外面は菩薩、内心は夜叉。一度、「飛縁魔」に魅入られると全てを失い、果ては命まで無くすといいます。夏《か》の桀王《けつおう》の妹喜《マッキ》、殷の紂王《ちゅうおう》の妲妃《だっき》、周の幽王の褒姒《ホウジ》などが「飛縁魔」なのだそうです。こういったことから丙午の年は子どもの出産が控えられたため、生まれる子どもの数も他の年より極端に少なかったのです。

第三章　医師になってから

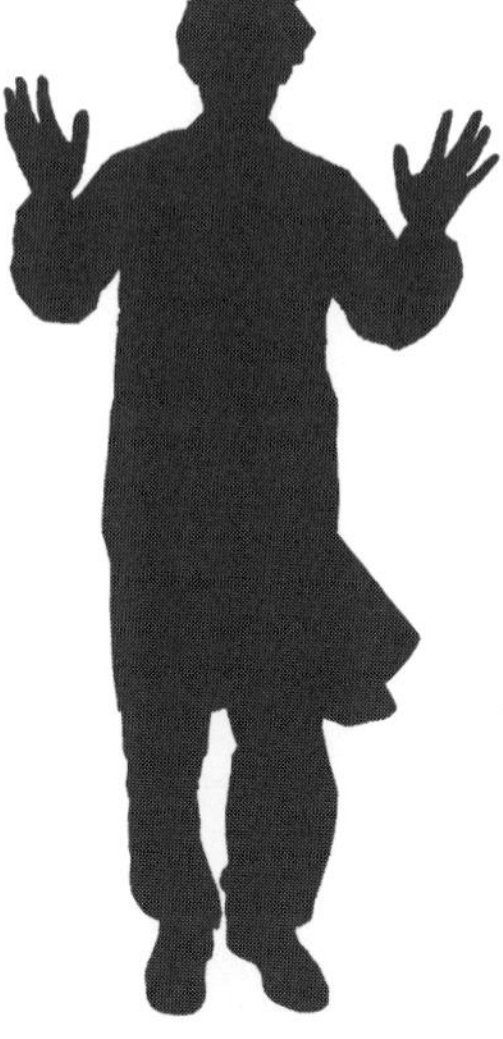

医師の収入面について

医師になってからの収入ですが、厚生労働省の「平成27年賃金構造基本統計調査」のデータによると、医師も含めて各職種別平均年収は、

①航空操縦士……………………一,五三一・五万円
②医師……………………………一,〇九八・二万円
③大学教授………………………一,〇八七・五万円
④弁護士…………………………一,〇九五・四万円
⑤大学准教授……………………八五七・六万円
⑥大学講師………………………七四〇・五万円
⑦公認会計士、税理士…………七一八・八万円
⑧車運転士………………………六八八・二万円
⑨社会保険労務士………………六七〇・六万円
⑩高等学校教員…………………六七〇・二万円
⑪歯科医師………………………六五五・〇万円

⑫ 一級建築士 ……………………六四四・六万円
⑬ 獣医師 ……………………六三八・八万円

と報告されています。これを見ると、収入面では医師という職業は満足の行くレベルではないでしょうか？

医師になってからのアルバイトなどのことなどですが、医師免許をいただいた後は、研修医として病院勤務をしながら、基本的に他の病院でのアルバイトに通う生活になりました。

当初、私は最初の1年間は放射線科に入局し、科の方針で初年度は内科医としての勤務を命じられ、市中の有名病院の内科に配属されました。給料をもらって「プロの」医師になります。「プロの」という表現の重さを背負った毎日が始まるのです。当時の研修医の給料は1カ月12万円。私は年をとっていたこともあり、すでに結婚していて子供もいたので、生活のために他の病院で内科医として非常勤のアルバイト勤務もしていました。

アルバイトは夜間の勤務で、ひと晩に税込みで5万円頂戴することになります。週に1回火曜日がこの夜勤アルバイトでしたから、それだけで1カ月あたり20万円の収入になりました。

アルバイトの勤務内容は基本が夜間の当直で、老人病院でしたから、10時ごろに病棟の看護師の詰め所に行って患者さんの様子を聞き、解熱剤や便秘の薬剤など必要な薬品を処方することが主な仕事でした。よほどのことがなければ挿管（呼吸機能の低下、または停止時に気管にチューブを挿入して肺に酸素を送る）や手術の必要はありません。高齢者ばかりなので入院患者さんが死亡されることはちょいちょいありました。

そんな時も、死亡診断書などは入院主治医が前もって作成していたので、当直医は脈拍の消失と瞳孔の散大を確認して、死亡の診断をするのが仕事でした。その後、患者さんの家族に面会して患者さんが亡くなった時刻を告げる必要がありました。

その他の時間は自由でした。私は当時、火曜日に当直していました。何もない時にはテレビで「火曜サスペンス劇場」を観ていました。普段はあまりテレビを観ない生活をしていたので、岩崎宏美の歌う挿入歌、「マドンナたちのララバイ」を初めて聴いて感動したのはその頃の事です。

製薬会社の営業マンとのつき合い

また製薬会社さんたちは（現在の営業ではそうではありませんが）、当時は製薬会社の営業マンと言えば、医師にとってはまさに何でも屋で、引っ越しなど日々の雑事から学会などの出張の手配まで、何くれと手伝っていただきました。

朝、出勤すると医局の各医師のテーブルに、お弁当を一人前ずつ配っていた製薬会社もありました。それに今では考えられないことですが、主に抗生物質でしたが、処方すると一件につきいくらという具合に「原稿料」の名目で現金をくれる会社もありました。これは当時の業界ではほぼ定着した習慣だったようで、医師にしても、どうせ使うならお金をくれる薬剤を、と公言する人もいたくらいでした。

処方するだけで月々10万円くらいは楽に稼げる環境だったわけです。東京などへ出張する際には前もって製薬会社の営業マンがやって来て、切符の手配からホテルの予約、東京なら家族分の東京ディズニーランドの予約まで手配してくれたものでした。交通費もディズニーランドの費用もすべて製薬会社の出費でしたからすごいですね。もちろん出先での滞在中の食事なども、希望のお店とメニューまで手配してくれたものです。そんな状況も今では過去の話で、現在では外国の製薬会社の苦情が強かったのと製薬会社間の自主規制もあり、接待などは目に見えて縮小されてしまいました。

ウラ事情を少し書いておくと、産婦人科や小児科に出入りしている乳業関係の営業では、彼らは製薬会社ではないので今でも接待の習慣が残っているようです。将来、産婦人科か小児科へ進まれる方がおられたら確かめてみて下さい。当時はどの業界でも接待攻勢で、製薬会社もある意味必死でしたからエグい会社は当時、ピンサロ（＝ピンク・サロン。女性が性的なサービスを提供するお店・性風俗店）へ医師を誘う営業マンもいました。そしてある時、「先生、女性を世話したら処方してもらえますか」なんて訊かれたことがあって参りました。当時は開業医の先生方の中には、そんな要求をされる人もあったようです。

放射線科の教授に憧れて同科に入局した私でしたが、もともとあまり従順な性格ではなかったので、やっぱり当時の上司とウマが合わなくなって、1年後に他の科へ転科することになります。

元の放射線科の教授は当時、消化器癌の「術中放射線照射」で一世を風靡した逸材でしたが、私は彼の身につけていたスーツがすごいと思っていたため、その一点で彼に憧れていたのです。動機が不純ですよね。で、彼に訊ねてみたところ、彼がスーツを仕立てていたのは、京都三条通の「有本※」というお店でした。この有本というお店が、これまたすごいお店で、一度お店を訪問した折は、お店は空っぽで、店員の姿はなく、お店も別にスーツが展示されているわけでもない、まるでギャラリーのような所でした。

そんなわけで当日はお店を見学しただけで、仕立てるスーツのオーダーは後日に譲ることにしたのです。お店の品格が高すぎて、とてもお話を切り出せそうになかった、というのが正直な感想です。後年、私もこの店に世話になることとなったのですが有本さんは注文があれば北海道まででも採寸に出張してくれて、仕立て上がったものは、生涯保証で面倒をみてくれます。新しくスーツを仕立てようと思ってお店を訪れると、番頭さんが色や柄の大体の希望を聞いてくれて、もうすでに新しい生地を準備して待っていてくれています。過去に仕立てた時のデータが記憶されているので、

「先生は前回はこの色で、この柄でしたから、今回はこの生地をお勧めします」と言って、準備してあった英国製の新製品を出して見せてくれます。そんなこんなで、一着数十万円のスーツの商談なら、ほんの10分ほどで終了です。お店の番頭さん格は高坂さんという御老人で、矍鑠《かくしゃく》とした佇まいが老舗の仕立屋さんの風格を物語っていました。

※【三条「有本」】
初代・有本嘉兵衛が明治19（1886）年に、英国からの服地直輸入ルートを他に先駆けて開拓し、「洋服調進処」を三条柳馬場に開業する。公官庁の洋服仕立てや、過去2度の天皇の御大典時に宮家が着用する大礼服の仕立てを引き受けるなど、関西屈指の老舗洋服店。その品格の高さは、「有本で服作ってはる人やったら大丈夫」と、着ている人が評価されるほど。現在は御幸町三条に京都市都市景観賞を受賞した自社ビルがある。

産婦人科へ

そして放射線科を離れて、次は産婦人科へ入局することになります。産婦人科へ入局したのは、当時同科で講師をされていた藤井信吾先生に憧れてのことでした。

医学部でポリクリ（高学年における病院実習）の授業をやっていときに、彼のポリクリで卵巣腫瘍のＷＨＯ分類に接したとき、「これはすごい」と思ったのがきっかけで、その藤井先生を慕って産婦人科へ入局しました。産婦人科という診療科は、おそらく病院中で最も忙しい科だと思います。同時に医師の給料が最も高額なのも産婦人科だと思います。

産婦人科に入局して業務を開始すると、取りあえずの業務はまず産婦人科当直からです。産婦人科の当直は他のどの科の医師にも代行できません。妊娠が関係する可能性のある患者さんの場合に限れば、他の科の医師では診察が不可能です。胎内への影響に配慮して、投薬はもとより放射線検査も利用することができないのです。

当直は、週の日数を所属する医師の数で割った回数の当直を命じられるということになります。医師数が７人ならば、週１回のお泊まり勤務ですが、病院によって産婦人科の医師数が少ないと、それだけ当直数は多くなるということです。病院で外科系の当直は１ヶ月に１回の勤務でもいいのですが、産科当直は産科医師の人数で１人ずつ交代の勤務が必要になります。病院の産科医師が2名なら2日に1回、3人なら3日に1回、6人いれば6日に1回の当直勤務となります。これが結構厳しい勤務履歴になります。

妊娠と分娩の可能性があれば、産婦人科医師にしか診療できないのです。その分、当直料金が与えられますから産婦人科医師は収入面で他科の医師より高額の収入が得られます。正直言って収入はそんなに多くなくていいから、ゆっくり眠られる生活をしたいと思うことがしばしばです。私は一時、滋賀県長浜市の病院に勤務していましたが、その時は、医師の数が2名だったので、単純計算で2日に1回の当直をしていました。

2人でそれぞれ月・水と火・木に泊まって、週末の金・土・日は交替でそれぞれ各3日間の宅直（待機場所が自宅）と当直をこなすという1週間でした。で、平日の当直でない日は泊まっていない方が宅直ということになりますから、実際、丸1日ゆっくり休める日はほとんどありませんでした。分娩患者が入院すれば、入院中に分娩になるので、場合によってはしばしば診療に立ちあわねばならないことも多くあり、分娩が上手くいかない時には緊急手術になる場合もあり得ます。緊急手術になった場合は他の医師を呼びつけて共に手術を実施することになります。それに産婦人科は救急疾患の多い科なので、当直でなくても、いつ緊急手術で呼びだされるかは全くわかりませんでした。

産婦人科の忙しさはそれだけではありません。朝出勤して未分娩の妊婦さんが入院していれば、当日の分娩当番の医師はその分娩に立ち会う義務があります。

それに産婦人科は外科系診療科なので、週に何回かの手術日があって、これもこなさなければなりません。もちろん他の診療科と同様、外来診療もありますから、合わせた1日の仕事量は半端ではありません。手術前のカンファレンス（症例検討）や、勉強会などはルーティンワーク以外の仕事になってしまいます。現実の問題として、産婦人科の医師数が減って科の存立が危うくなることもしばしばで、私のお話からも納得していただける方も少なくないと思います。

初めて産科当直を勤務した日に、7件の分娩に対応したことがありました。勤務して間もないころの、1夜で7件の分娩はとても厳しい勤務でした。1件の分娩を終了してやれやれと思った瞬間に、「先生分娩です」と呼ばれました。分娩は今終わっただろうと告げると、「いえ、今入院された方が分娩になったのです」と告げられて、ギョッとしたりしたものです。そんな風に分娩に立ち会うと、患者さんの退院の診察時に、君は何人目の分娩だったっけ、と質問したものです。はい、私は3件目の分娩でした、とか言われたものでした。忙しいというか、厳しい勤務の連続でした。

激務でしたが、当時は結構アットホームな勤務環境でもありました。分娩が終わると助産師さんが、「先生コーヒーが入りました、どうぞ」と言って休ませてくれたものでした。また産後の患者さんの中には、外来を受診された時に現金でお礼をくれたり、医師のためにエプロンを持参して下さることがあったりして、暖かいムードに何だかホッとひと安心することがあったものでした。

分娩に立ち会う仕事は、基本的に新しい生命に触れる仕事であるために、厳しさがある反面、麻薬のようなところがあって、決してやめることのできない仕事でもあります。他の診療科との大きな違いです。入院の理由も退院もひとつの命をこの世に送りだすためであり（時に中絶や流産ということもありますが）、病気の範疇の患者さんではないのです。これから医学部を受験する方にも、是非、産科への入局も選択肢のひとつに考えていただきたいものです。

「先生、これ真剣にやばいですよ」

産婦人科は出血の多い科です。外来でも患者さんが申し立てられる症状が正規出血だったり、逆に出血がなくなったという訴えが結構あります。出血がない場合は妊娠の可能性を否定できません。妊娠を見逃すとちょっとまずいことになる場合があります。

50歳を超えた患者さんが腹痛の症状で受診された時に、妊娠の検査をしなかったために、開腹後に妊娠が判明したことがありました。結果は子宮外妊娠だったので開腹は問題なかったのですが、診断としてはちょっとお粗末です。「女を見たら妊娠を疑え」とはまさに金言です。

そして今でも記憶が鮮明に残っているのですが、医師生活のなかでも一、二を争うほどの厳しい選択を迫られた手術をある時、経験することになりました。当直の夜半に開業医の先生からの、出血を訴える母体搬送を受けたことがありました。出産後の出血が多くて、2時間後でも1，000㎖を超える出血があって、血が止まる気配が認められないと言うのです。

救急車で病院に到着後まず内診したところ、それほどの大出血とは思われなかったので、取りあえず《弛緩性の分娩後出血》と診断して子宮収縮剤を注射し、様子をみることにしました。これが長い、長い眠れない夜の始まりでした。

入院後の診察を終えてそう時間も経たないうちに当直の助産師から、やっぱり出血が止まらないという報告を受けることになりました。患者さんの分娩は満期（37週～42週目）の分娩だったのですが、祖母が来るというので、出産時間を調整するために子宮収縮剤を点滴投与しながら、加えて分娩時には胎児の膣口からの下降が不良だったということで、腹部を圧迫するクリステレル法という方法をつかっての分娩だったということでした。

その後も結局は出血は止まらず、検査データも悪化するばかり。血中のヘモグロビン値や血小板値も下降の一途をたどり、産科だけでは難しいと思って、救急科と共観（主治医とともに患者をみる医師）ということにしていただいて診療を続けることになりました。取りあえず出血量が多いため、半端でない量の輸液が必要だということで、大腿（太もも）静脈に滅茶苦茶に太い輸液の点滴ルートを確保しました。滝のような輸液ができるすごいルートです。輸液ルートを確保しながら、救急部の若い先生が、「先生、これ真剣にやばいですよ」と呟いたのが印象的でした。「やばい」と言っても近頃の女子高生が使う、あの「滅茶苦茶おいしい（のめり込みそうなほど素晴らしい）」という意味の「やばい」ではなくて、本当に何とかしないと患者の命が危ない（不都合な状況が予想される）という意味での「やばい」でした。

もう最後の手段です。患者さんの病床を訪れて、両手を合わせて「ごめんなさい、どうしても出血が止まらないので、最後の手段です。お願いだから子宮を切り取らせて下さい。手術後はもうお子さんを産めなくなりますが、それ以外に手がありません。どうかお願いします」と祈るようにお願いしました。何とかこころよく患者さんの同意を得られたので、次は麻酔科です。麻酔科の部長に連絡して手術の準備になりました。ところが手術直前の血液データを計測すると、検査部から「先生この患者さんですが、ヘモグロビン値が計測できません」という報告です。計測できないくらいにデータが悪化していたのです。患者さんはそれでも、「先生、私はほんとうにやばいんですか」と言っています。しかしそんな状態でもそれだけの意識があるなんて、全く女性は強いと感心しました。とにかく血小板が少なくなっていたため出血の副作用があるので、日赤病院に依頼した血小板の到着を待っての執刀になりました。執刀で得られた出血の原因は子宮破裂と結論されました。子宮下部にある子宮動脈が破れていたために出血が止まらず、その結果1，000mlもの出血となったことが分かりました。

患者さんの同意もあり、手術を実行できたことでやっと止血して治療を終えることができました。高額の医療費が必要だったが保険診療だったので、退院時に患者さんは「とても安い料金でした」と大変お喜びだったことを記憶しています。それにしても厳しい手術でした。子宮全摘出と引き換えに患者さんの命は助けることができましたが、あの時、判断を誤っていたらと思うと、医師という仕事の責務の重さと大きさを思わずにはいられません。

短期的な利得にとらわれない医師に

今日、平成28（2016）年10月4日、に本年度のノーベル医学生理学賞が東京工業大学栄誉教授の大隅良典（71歳）先生に授与されることが決定したそうです。うわさによると、先生はとても勉強熱心で、顕微鏡ばかり覗いておられるそうです。

受賞の理由は、細胞内の不要なタンパク質分解……「オートファジー（autophagy・自己捕食）」

のプロセス、およびその遺伝子解明だそうです。

これは体内でごみタンパク質のリサイクルができないと、癌やアルツハイマー病などの疾患を誘発する原因になり得るということなので、医学的にはとても重要な意味をもっている研究です。オートファジー機能が故障し、細胞の老廃物や不要なごみタンパク質の除去がうまくゆかずに、細胞内に蓄積されてしまうと病気の原因になります。

つまりごみタンパク質があふれて細胞外に出れば、遺伝子変異を誘発し、癌の発生の原因となる可能性があり、脳に毒性ごみタンパク質がたまると、アルツハイマー認知症やパーキンソン病の端緒となる可能性があります。

そこでオートファジー機能を特定の疾患や部位に活性化させることができれば、神経変性疾患の治療に使うことができるのです。大隅先生はノーベル賞受賞後の記者会見で、「科学はすべての人が成功するわけではないが、挑戦することが重要だという話を若者たちに伝えていきたい」と語られていました。

大隅教授は福岡市出身で東京大学を卒業し、昭和49（1974）年に生物学の博士号を取得されました。その後、米国に渡りニューヨークのロックフェラー大学で3年間オートファジーを研究されて再度、東京大学助教授に復帰され、基礎科学や基礎生物学の研究所を渡り歩きながら研究を続けられました。

そして彼は1980年代に顕微鏡でオートファジー現象を観察することに成功し、平成4（1992）年には酵母を用いてオートファジーを触発する遺伝子を世界で初めて究明し、論文に発表されました。その研究成果が今回のノーベル生理医学賞受賞に決定的な貢献をすることになったのです。大隅先生はこれも受賞後の会見で、

「基礎研究をおろそかにしては科学の発展はなく、社会の基礎となるべき教育をないがしろにしては私たちの未来はない。短期的な利得にとらわれず、真理への憧れを育てる息の長い視野を持つこと…（中略）…日本の教育にダイナミズムを取り戻さねばならない。未知のものへの、自由への、真理の探究への憧れを取り戻さねばならない」

と、熱く語っておられました。

医学部に合格して、将来はお金を稼ごうと思っておられる方もおられるかも知れません。が、私たちの先輩の言っていることにも耳を傾ける余裕を持ちたいものです。「短期的な利得にとらわれず」というご指摘は、常に心の片隅に秘めておいて、是非、日々の診療や外来時にも忘れないでいて欲しいものだと心から念じています。

子ガメが教えてくれる

最後に私事で恐縮なのですが、我が家のカメのことに触れておきたいと思います。あるときデパートのペットショップで小さなクサガメに出会いました。数匹のクサガメを見ているうちにその内の1匹が私に向かって突進してきたのです。私の前に来ると首を上げてこちらを伺っています。その瞬間に何となく不思議な縁《えにし》のようなものを感じて、連れて帰ることにしました。

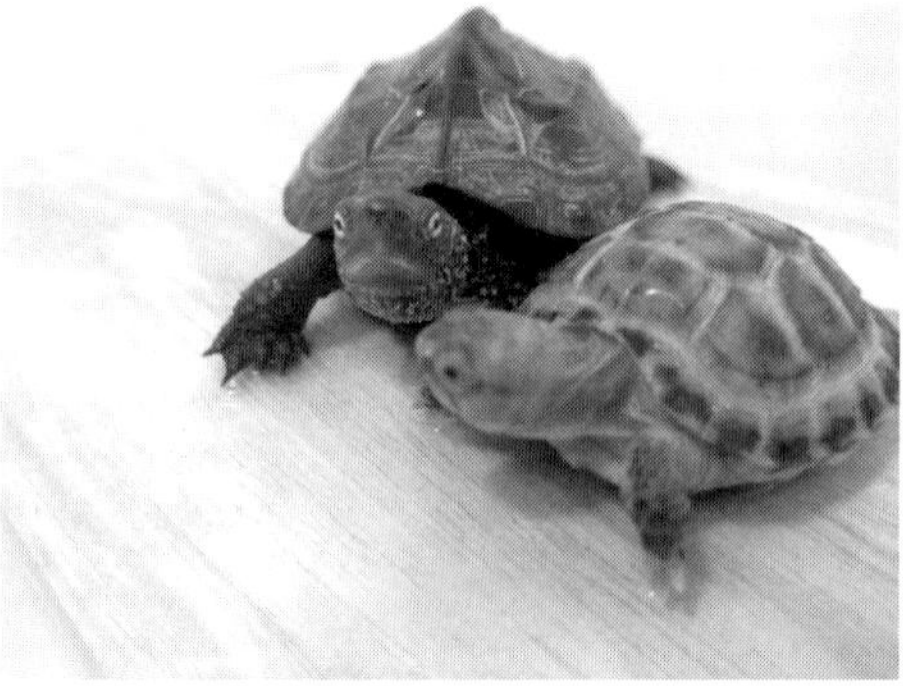
仲良しのパイ君（左）とイヴァン君（右）

1歳の子ガメでパイ（π）君と名付けました。家には実はその後にやって来たイヴァン（Ivan）君という生後3カ月のロシアリクガメがいます。2人の子ガメと一緒に入浴するのが私の日課です。入浴して身体が暖まると、きちんと一定量の排便をし、たまに美しい尿酸を排出します。そして両者ともよく泳ぎます。日中はそれぞれのケージに飼育しているので、ちょうど運動と水分摂取のいい機会になっているようです。

「ウサギとカメ」という童話で知られるカメですが、実はその生態については知られていないことばかりで、飼い始めて、生後3カ月あまりの子ガメからさえ教わることが実に数多くあって、毎日が驚きの連続です。童話で脚の速いウリギにのろまと思われているカメが勝つことになっていますが、あの話は決して大げさではないと実感しています。カメは思い立ったら実に一目散の性質をもっていて、休むことなく目標に向けて突進します。速いのです。

「目標に向かって一目散で寄り道をしない」というカメの習性は、受験生にとっては学ぶところの多い特徴ではないでしょうか。そしてカメは人に懐かないと思われているようですが、決してそんなことはありません。日々いっしょにいれば誰にもわかると思いますが、カメたちは、3カ月の子ガメでも人の言うことをよく聞いています。そして、日々の暮らしでも自分たちなりに生活を組み立ててそれぞれに清潔で快適に生きようとしています。

〈了〉

山本先生おめでとうございます

還暦

山本先生
おめでとうございます。
いつも先生にいやされてます。
また＊ミシュラン★亜虎★に
いきましょう。
山崎

❀山本先生❀
還暦おめでとうございます!!
いつも明るく楽しく優しい山本先生が
大好きです!! これからもステキな産科
医長でいて下さい。お身体を大切にして下さい。
毛利

山本先生
還暦おめでとうございます。
私も先生のように俗世間を超越
した存在になりたいです(無理ですが)。
これからも御体に気をつけて下さい
井上

♡山本先生へ♡
還暦おめでとうございます!!
先生には学生の時からホント
お世話になっております♡
これからもいつまでも元気に
パワフルに過ごして下さい♡
これからもよろしくお願いします。
太田

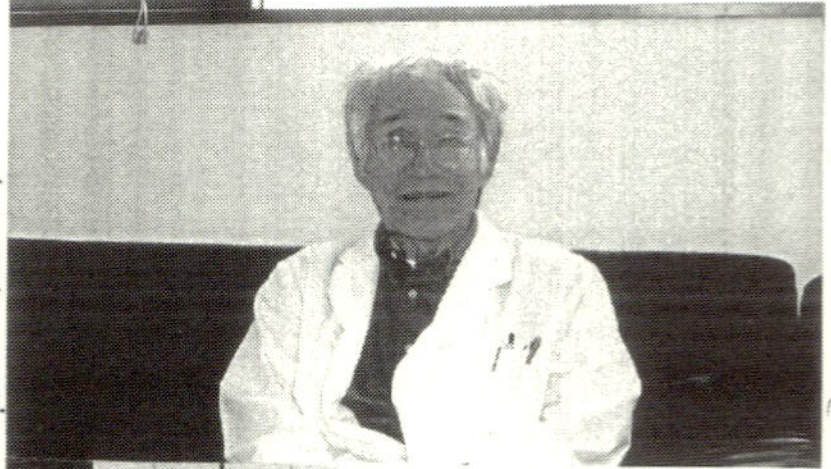

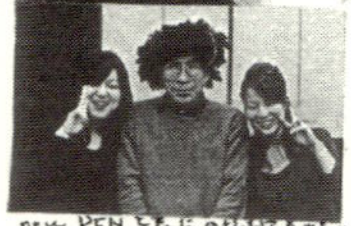

new PEN とともに今後も写真撮りまくって下さい。
任せたお願いします。
天野

先生と初めてお会いした時
「お茶の水博士だっ!」と思いました。
いつまでもさわやかさを失わない
先生でいらして下さいネ。
これからもよろしく
おねがいします
吉永♡

紳ちゃん
とにかく元気でいて下さい
健康あっての毎日です。
益々のご活躍を
北川有希

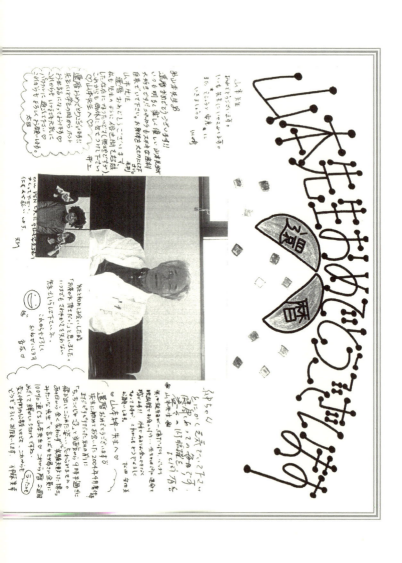

❀山本先生❀
実は誕生日が一緒だったり、ばったり
映画館でお会いしたり… 先生とは何か運命を
感じます!! 外来であまりお会いできなく
なってますが、これからもどうぞよろしく
お願いします。
松田 安由美

♡山本紳一先生へ♡
還暦おめでとうございます♡
先生に初めてお会いした2004年4月着任時
まだピチピチだった私の前に
「ち、ちこくじゃ〜」と当直室から9時半過ぎに
飛び出してこられた姿… 忘れられません。
あの日から全く変わらず"実験大好きな博士
みたいな先生"と言えば女性帰さん全員に
100%通じる山本先生♡ これから暦2週目
めざして輝かしいstartですね。
変人仲間の(うーたんも)公認とともに、これからも
どうぞよろしくお願いします。
伊藤美幸

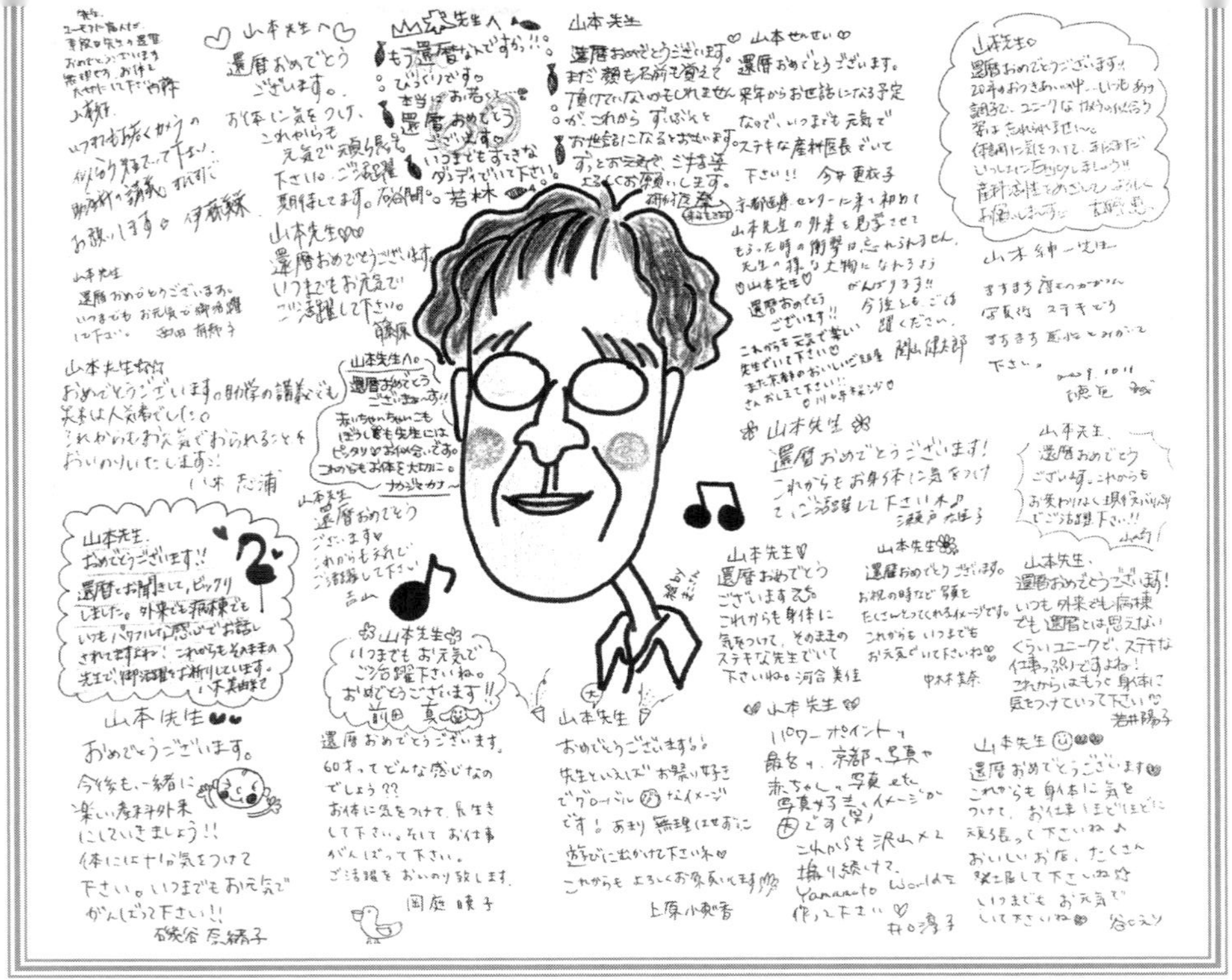
山本先生へ
還暦おめでとうございます。
山本先生
還暦おめでとうございます。
山本せんせい
還暦おめでとうございます。
山本先生
還暦おめでとうございます!
これからもお身体に気をつけてご活躍して下さいネ♪
山本先生
おめでとうございます。
山本先生
おめでとうございます!!
還暦おめでとうございます。
60才ってどんな感じなのでしょう??
お体に気をつけて、長生きして下さい。そしておしごとがんばって下さい。
ご活躍をおいのり致します。
今後も一緒に楽しい産科外来にしていきましょう!!
体には十分気をつけて下さい。いつまでもお元気でがんばって下さい!!
いつまでもお元気でご活躍下さいね。おめでとうございます!!

勤務先の病院の同僚ら36人から還暦祝いのメッセージをいただいた。

山本紳一先生へ

朝山和美

２匹の子ガメを愛してやまない山本紳一先生
いつも瞳の奥がやさしい
誰に対しても
怒っていてもそれは変わらないですね
病気で髪が抜けてしまった時
「水戸の黄門さんみたいだね」
と言うと
ぱあっと希望のように笑った先生
髭をきれいに剃ってもらった日
「わあ！　男前になったね～」
と言うと
清々しい光のように照れた先生

山本紳一先生はたくさんの人の希望です
光なのですよ

「子どもたちの未来は必ず広く良いものでなくてはいけない。大人は子どもたちのために、現在や未来を創らなくてはいけない」
と仰っていた先生
先生の本を手にして読んだ誰かが
先生の想いに気づき応えてくれたらいいですね
良い大人に
正しい医師に
なってくれたらいいですね

「オオサンショウウオの本は必ず書いて伝えなきゃね」
「和美のことも書かないとね」

大きく広がる先生の手のひら

山本先生のような人間も医師もなかなかいないな

「産科はね、一人で入院しても帰るときは二人だったり、たまには三人のこともある。病院にしては珍しい科だよ」

「女の人は強い」

「僕らはお手伝いするだけなんだ」

大きな声
大きな掌
産まれたての赤ん坊の一人一人を
しっかりとその掌で包んだのでしょうね

たくさんのドクターやナースや人を褒める一方
たくさんのドクターやナースや人を叱りつける
声が大きいから結構恐い

定年退官の祝宴の席で歌うために声楽教室に通っていた先生
「僕は歌うことが下手だからね」
「人に聴いてもらうのだからきちんとしないとね」
と
誠実で忍耐強くて真面目で誠心誠意でごまかさない先生
ユーモアを忘れない先生

山本紳一先生へ

先生は医師になってよかったですか？
先生は京大医学部へ入ってよかったですか？

２匹の子ガメπ《パイ》くんとＩＶＡＮ《イヴァン》くんは
先生のことが大好きですよ

山本紳一の私設応援団長

あとがきにかえて

よくもこんな自分勝手な書き物に、あとがきなど書き付けられるものかと思われることでしょうが、この本を読んで何かを感じて、自分なりに実践してみて欲しいと強く願っているので、どうしても「何もせずに立ち去ってほしくない」と思っていることを理解してもらいたいのです。

医学部を受験すること、それも京都大学を目指すという場合、そもそも基礎力に自信のある人なら、それほど問題はないのですが、私自身のように、全く基礎力に自信をもてない人の場合に、本当にそれが可能なのかということが大きな問題になります。

本書でもふれたように、数学や理科系の科目が全く不得意であり、なおかつ受験をこころざした時には塾通いの経験もなく、家庭教師の先生に指導を受けたこともないという、本当に厳しい条件だったというのが私自身の姿でした。しかし、その希望を失えば可能性はゼロになってしまうのは必然です。可能性はふたつにひとつです。不可能と信じて諦めてしまうのか、それとも信じ難い可能性を信じて、最初から立ち向かってみるか、どちらかしかありません。

まずは3年間の学習に耐える準備です。実力が備わっている人の場合は1年間の学習で十分かも知れません。とにかく高等学校のテキストをしっかり理解して記憶することが第一です。

京都大学の入学試験は、教科書を超える範囲は決して出題されることはありません。教科書の範囲をしっかり理解しつくすことが最も重要な学習の基本になります。英語も数学も高校で学習した範囲を超える勉強は不要です。高校で学んだことを、とにかくすみからすみまで全てを暗記して下さい。学問に王道はありません。

二〇一七年　九月

山本紳一

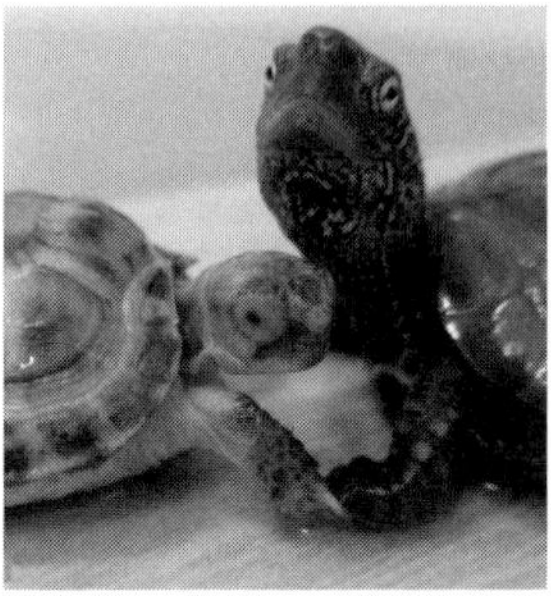

〔著者紹介〕

山本紳一（やまもと しんいち）

産婦人科医師。

1949年10月　高知県宿毛《すくも》市で生まれる。

1952年　父親（国家公務員）の転勤にともない神戸市内に家族で転居。神戸の港で初めてたくさんの大きな船を見て、嬉しくて踊り出したのを今でも憶えている。

1954年頃　父親が大阪府に採用されたのを機に大阪府岸和田市に転居。中学校までを岸和田市内で過ごす。父親は城の施設管理をしていたので、岸和田城内の官舎で暮らしていた。夕刻には毎日、隣接する市役所から「荒城の月」が流れていた。

1961年頃　父親が家を購入。堺市に転居する。この家は店舗付きで、そこで母親が喫茶店を営み始める。

1965年　大阪府立三国丘《みくにがおか》高校入学。

1968年　大阪外国語大学入学。
大学在籍期間は当時最長の９年におよぶ。その間、実家の喫茶店で２年ほどマスターとして働く。喫茶店の名は「ピッコロ」で、おもにコーヒーを提供する店だったが、自らが発案したカレーが評判を呼んだ。その後、信州の旅館でアルバイトをしながらの生活を送る。信州では旅館での仕事ぶりを評価され、大学に籍を置いた状態で保険会社に入社、正社員として営業部に勤務する。

1977年　大阪外国語大学卒業。京大受験と医師になる決意を固める。京都に居を構えて京大医学部受験のための生活に入る。この時28歳。

1981年 春　京大医学部受験生活３年。初志を貫徹して合格。31歳だった。

独立行政法人 国立病院機構 京都医療センターにて産科医長を務めた。

◆専門分野　婦人科腫瘍　産婦人科手術全般。京都大学医学博士。

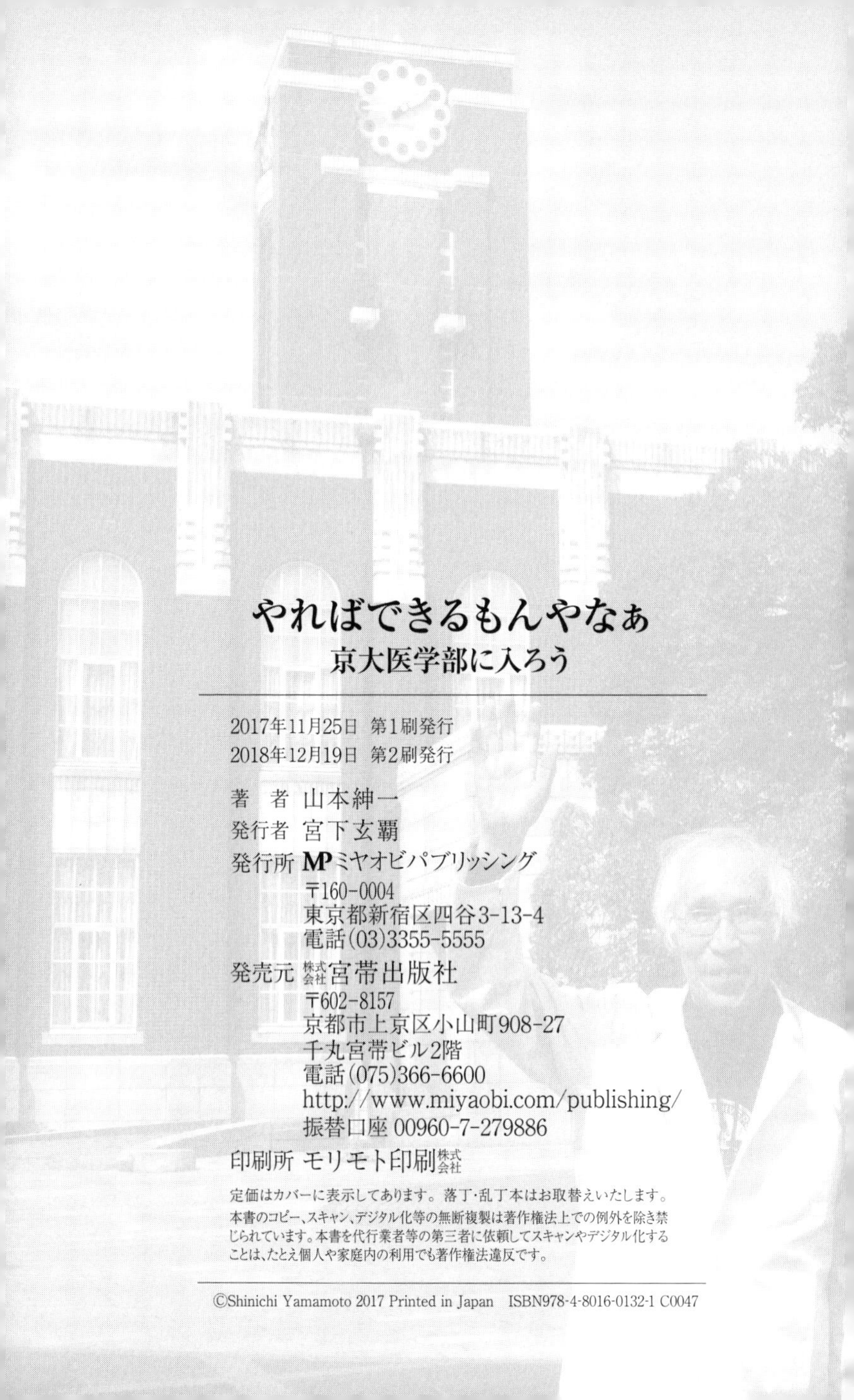

やればできるもんやなぁ

京大医学部に入ろう

2017年11月25日 第1刷発行
2018年12月19日 第2刷発行

著　者 山本紳一
発行者 宮下玄覇
発行所 MPミヤオビパブリッシング
〒160-0004
東京都新宿区四谷3-13-4
電話(03)3355-5555
発売元 株式会社宮帯出版社
〒602-8157
京都市上京区小山町908-27
千丸宮帯ビル2階
電話(075)366-6600
http://www.miyaobi.com/publishing/
振替口座 00960-7-279886
印刷所 モリモト印刷株式会社

ISBN978-4-8016-0132-1 C0047